「密息」で身体が変わる

中村明一

新潮選書

「密息」で身体が変わる　目次

IV　密息から見えてきた日本文化

V　倍音――日本の音の秘密

装幀　新潮社装幀室
写真　菅野健児（新潮社写真部）
挿画　二宮由希子

#「密息」で身体が変わる

Ⅰ　「密息」の発見

序章　鍵は「密息」にあり

私が演奏のときに行っている呼吸法「密息」は、西洋音楽の腹式呼吸や、胸式呼吸とはまったく違います。

「密息」は尺八の演奏を突き詰めていく中で出会うことのできた呼吸法ですが、調べていくうちに、これは演奏家にとっての特殊な呼吸法ではなく、日本人が古来、ごく自然に行っていた呼吸のしかたではなかったかと思うに至りました。

ごく簡単にいえば、腰を落とし（骨盤を後ろに倒し）た姿勢をとり、腹は吸うときも吐くときもやや張り出したまま保ち、どこにも力を入れず、身体を動かすことなく行う、深い呼吸です。外側の筋肉でなく深層筋を用い、横隔膜だけを上下することによって行うこの呼吸法では、一度の呼気量・吸気量が非常に大きくなり、身体は安定性と静かさを保つことができ、精神面では集中力が高まり、同時に自由な解放感を感じます。

現代の日本人は、それぞれ多様な生活様式で暮らしていて、ひとくくりにすることなどできないように思われます。しかし、日々起きているさまざまな事件、事象をみていると、理屈ではなく肌身に感じることがあります。

いま、日本の社会は極端に「弱っている」。不安感、閉塞感、コミュニケーション不全、キレやすく無気力。働いて自活したり、結婚して子どもを生み育てたりという生活の本質に取り組みたくない、いやそれどころか生きる喜びを追求することにすら関心が持てないという人がいる。自分自身とそれをとりまく社会の確かさ、内なる強さに、信頼が置けないのです。日本固有の文化の豊かさ素晴らしさに気づかず、誇りを持つことができないのです。戦争や経済復興の荒波をくぐりぬけて歴史上もっとも豊かな時代を謳歌しているはずの今日、なぜこのように私たちの社会は弱ってしまっているのでしょうか。

これは身体からの警鐘であると、私は思うのです。

戦争や飢えなどの目に見える脅威に直面してはいなくても、生命の危機をどこか深いところで感じるから、人は不安になり、過剰に防衛的になったり攻撃的になったりする。私たちの身体は、いまどういうことになっているのか。

日本人は、「あがりやすい」といいます。西洋人にしたところで、ここ一番という場面では緊張するはずですが、そのテンションを「集中」や「高揚」に持っていく。一方、日本人は充分な資質を持ちながらオリンピックや国際的なコンペティションなど本番では実力を発揮できない、とはよく聞かれる話です。そんなハイレベルな場面でなくても、会議や催しで発表したり、大勢の前で話したり歌ったりするときに、声が上ずったり息があがったりしてしまう体験をもつ人は少なくありません。その理由としてアピール力や自律訓練の不足が言われますが、それでは近代初頭の日本人たちはどうだったでしょうか。明治初頭に、武士たちは英語もわからないまま欧米に赴き、その悠揚迫らぬ威厳ある態度を賞賛されました。戦前戦後のアスリートたちがベルリンやメルボルンのオリンピックに赴き、体格に優れた西洋人と互角以上の闘いをし、結果を出すことができたのは、いったいなぜなのでしょう。

かつて畳に座り、帯を腰に締めて着物を身につけ、農作業や職人仕事など身体を駆使して働いてきた日本人は、足を踏ん張り腰を落として、ごく自然に「密息」をしていました。近代以降百余年、椅子に腰掛け机に向かい、洋服をまとい、乗り物に乗って移動するような生活スタイルの変化によって、私たちはそれまでの足腰の強さ、身体の使い方の技術を失いました。けれども西洋式の腹式呼吸は、いまだ完全にはできていない。骨盤を直立させた姿勢を保持して換気する腹式呼吸をするには、強靭な表層腹筋が必要なのです。

栄養状態の向上にともなって体格こそ西洋人に近づいてきたものの、それ相応の骨格や筋肉が備わっていないために、胸式呼吸とならざるを得ません。現代日本人の息はいやがうえにも浅く、速くなっていきました。不安なとき、危機に直面したとき、あがったときのような呼吸を、思い出してみてください。

日本の伝統的な身体文化について、近年は掘り起しが進んできました。齋藤孝氏や甲野善紀氏が、腰や肚に重心を落とす身体感覚の重要性を新たな視座から鮮やかに解き明かし、具体的に実証しました。その分析に感銘し、深くうなずくと同時に、ではいやおうなく脳化が進み、身体全体を使うことの絶対的に少なくなった現代の生活の中で、日常的にどう実践していけばよいのかと考えさせられます。

やはり、鍵は呼吸にあるのではないかと私は思いました。

人は誰でも呼吸をしている。生きるということは、呼吸の積み重ねの上に成り立っている活動なのです。

ためしに深呼吸をしてみます。すると、身体がゆるみ、頭の緊張もゆるみます。ただし、これは長時間は無理です。常より深い呼吸をしようとすると力んでしまって疲れるし、何かほかのことをしながら深呼吸をし続けるのはたいへん難しい。

いっぽう、ことさらに意識することなく、静かにゆるやかな呼吸を続けていくと、私たちの身体は自然とある姿勢をとります。頭で考えて姿勢をつくるのではなく、身体が楽な姿勢を教えてくれる。それは、身体のなかに眠っている「息の文化」のなせる業にほかなりません。私たちの暮らしや社会が伝統的な技術を失いつつあっても、私たちの身体はそれを覚えていたのです。そして、この呼吸を続けていると心が落ち着き、感覚が鋭敏によみがえることに誰しも気づくはずです。

私はまずは演奏家という職業上の必要から、安定した深い呼吸法を模索しました。その試行錯誤には長い年月を要しましたが、わかってみればたいへんシンプルなもので、それこそが日本古来の呼吸法だったのです。

そして、「密息」を行うことで全身の感覚が研ぎ澄まされ、周囲の世界がまるで変わったように思えました。さらに、このことが、日本文化の秘められた豊かさとも通底していることを、再発見することができました。私のささやかな呼吸巡礼の過程をたどりながら、「密息」と日本文化の関わりについても考察してみたいと思います。

かつて日本人が身につけていた、深く静かでゆるやかな呼吸。あなたのなかに眠っている古来の呼吸法、豊かな「息の文化」を取り戻そうではありませんか。

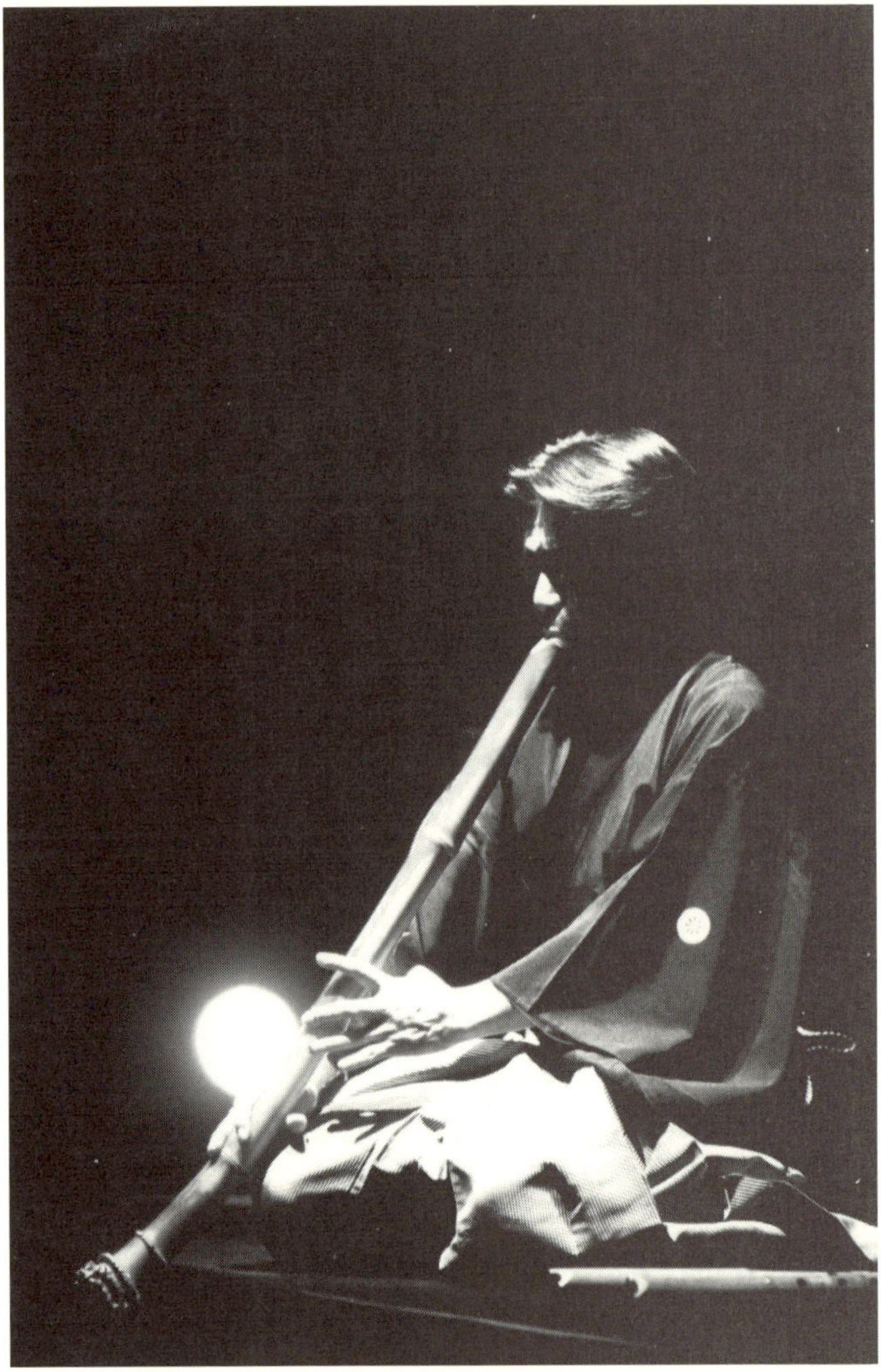

（撮影：小熊栄）

第一章　呼吸巡礼

禅寺での衝撃的な体験

「かように吹いてみよ」

庭からちぎった竹の葉を机の上に置き、老師は言われました。

博多にある虚無僧寺の老師。七十代後半ながら壮健な僧でした。

二〇〇〇年秋のことでした。その数年前から、私は虚無僧尺八の古典を採集し、もう一度蘇らせようとしていました。全国の虚無僧寺、虚無僧尺八の伝承者を訪ね、その地方に伝わる曲を習って、それをCD録音し、現代の人に聴いてもらうという試みです。最初は津軽、その次に選んだのが九州でした。

虚無僧尺八にもいろいろな流派があり、私の師匠の師匠は海童道祖《わたづみどうそ》で、博多から出た方です。博多を訪ねるのは、とりわけ優れたものにふれるという意味だけでなく、尺八奏者としての自分のルーツ探しもかねた特別なことでした。

かつて虚無僧は修行のために各地を漂泊したので、寺も遠くから訪ねてきた者に対して門戸を開いてきた伝統があり、老師も坦々と、私を迎えいれてくださいました。本堂脇の小さな座敷で、以前に訪れた津軽の虚無僧尺八の様子や古典について四方山話を交わしたり、楽譜を見せていただいたりしたあと、「この曲をお教えください」「それでは、まず吹いてみなさい」ということになりました。虚無僧の曲としては一番根本の曲と言われる「調子」です。

そのとき、きっと私に迷いのようなものが見えたのでしょう。

私は、尺八の演奏にとって、呼吸法は最も重要なものと考えていたので、多方面から学んでいました。尺八の師、先輩からは基礎からさまざまな応用まで。声楽の先生からは腹式呼吸やソプラノの人が行う胸式呼吸、管楽器の先生からは、管楽器での応用について。

そして、循環呼吸もマスターしていました。

それらの訓練に、毎日一時間はあてていました。そのためか、思わずうまく行くときもあったのですが、どのようなメカニズムでそれができるのか良くわかりませんでした。今思えば、これから知ることになる優れた呼吸法を、無意識のうちに体験していたのですが。

ひとつ気にかかっていたのは、海童道祖の呼吸は特別で、それは「密息」と言われていたということ。ただ、書かれたものは何一つ残っておらず、具体的なことは誰も知りませんでした。

というわけで、呼吸法については八合目までは来ていたのですが、まだ確信を持てずにいる部分がありました。とはいえ、プロの演奏家です。うっかりした演奏をするわけにはいきません。それまでの和やかな対話から一転し、私の緊張が伝わったのでしょう。

老師は障子をガラッと開け、庭の竹の葉を摘みとって私に示したのです。

「かように吹いてみよ」

季節は晩秋、時刻は昼前、晴れ渡った高い空。けれど、そのときは平静な気持ちではいられなかった。これから吹く曲のこと、竹の葉の意味、これはいかにも禅の公案のようだ、迷わずに集中しなければなど、さまざまなことが頭の中で渦巻きます。——これから教えて頂くうえでも、まったく駄目なのでは、来た目的も果たせない。やはり気負います。

するといつもの演奏とくらべ、思ったより上手くいかない。

緊張は身体を縛り、呼吸量が少なくなります。また古寺ということもあって、発した音が吸われていく。よく響く場所なら吹いた後に残響があるので、呼吸は楽なのです。ところが響きの少ない和室では、音が切れますから、呼吸する時間を短くして、次の音をすぐ発さなくてはなりません。呼吸がうまく行かないと、当然酸素が不足します。酸素が不足すれば苦しいので、ますます緊張します。この連鎖の中で、自分としては、不本意な演奏をしてしまったのです。

吹き終えると、短い沈黙の後に老師が、「呼吸が少し上手く行ってないようだな」と言われました。「呼吸の仕方を教えようか」。

ショックでした。自分のベストを見せようとして、出来なかったのが心外だったし、呼吸が上手く行ってないのを見抜かれたことも不面目でした。プロにして、基本が出来ていないと言われたのですから。

「教えようか」と言われた時に、一瞬迷いました。「自分で勉強してきます」と答えるべきか。しかし、何か底知れぬ大きなことが待っているような気がして、「聞くは一時の恥、聞かぬは一生の恥」という言葉も思い出され、「是非教えてください」と、お願いしました。

尺八を吹いていた座敷で、そのまま向かい合って座り、老師は呼吸を見せてくれました。

「このやり方は海童道祖もなさっていたよ」

海童道祖の呼吸法「密息」です。ついにその具体的な方法に出会えたのでした。

まず腰を丸めるようにして骨盤を後ろに倒して、腹をまーるく前に張り出す。そして鼻から息を吸って、吐く時はそのままの腹のかたちを保ってゆっくり長く吐く。

息を吐くときも、腹を出した姿勢を保つためにはちょっと力が要るが、老師は全然力が入っていません。

「座禅をやったことはあるか」と問われ、何度か各地のお寺に行って経験したと答えると、「そうかい、じゃあ分っているようだが、分っていないだろう」。

一緒に座禅を組むところから、と飄々と本堂へ導いて行かれます。

座禅を組み、骨盤を倒し、猫背にならないよう上半身をすんなり起こします。

「座禅もこの呼吸法を使う。力を入れずに息を吸って、吸う、吐くということをあまり意識せずに、だんだん自然に入って来て、自然にこう出て行く、そんな感じにしてみなさい」

おそらく、準備は整っていたのでしょう。自分の呼吸に問題があることを自覚して、毎日、呼吸の練習をし、また独自の方法による循環呼吸も開発していました。実は、循環呼吸と似ている部分もあったために、この呼吸法が、わりとすぐに体感できたのです。

これだ！　瞬時に吸える。大量の息が身体の中に流れ込んでくる。定規で引いたようなどこまでも伸びる音、身体も微動だにしていない。

「密息」とは、これだったのか。

頭の中をさまざまな思い、感慨が渦巻いていきます。

静かに吐き、吸っているうちに、さきほどの竹の葉のことを思い出しました。葉のいきいきした若緑の色、すんなりした形——曲を演奏するのに、良い音とか力強くとか限定するのではなく、何か別の空気を与えようとされたのだろう、と感じました。

座禅を終えて本堂から茶の間に移り、また語り合いました。

「君はいい音を出そうとして、音を押さえつけようとしている。そうではなく、虚空のように吹け」

日が傾くのもかまわず和やかに語っていた老師は、ふと庭に面した障子を開け放つと、「この虚空だ」。

そこには、東京では見たこともない空間が広がっていました。日暮れて、空間全体が墨色に沈む。そこに朱の柿がポツン、ポツンと浮かんでいる。

あのような墨色は、それ以来、一度も見たことがありません。けれども、演奏するときには、あの虚空を思います。われわれ演奏家は、この世の中の音楽を細かく切り取って、リズムがちょっと狂ったとか音程を外したとか、分析的に見ることに没頭しがちですが、それとはまったく別の次元の、この宇宙を、目の前に丸ごと投げ出されたような、そんな感じをこの呼吸法とともに思い起こすのです。

これが、「密息」との出会いでした。

音楽に魅せられて

とにかく音楽が好きでした。五つ、六つの時に、近所の女の子がピアノ教室に通うのについていき、レッスンを聞いていました。子供ながらに招かれざる客だということを悟って、正式に習わせてほしいと父に頼んだのですが、「男の子はそんなことより、外で遊ぶほうが健康にも頭にもいいんだ」。そう言われても、楽器がやりたい。小学校に上がるとハーモニカやリコーダーが教科にあるので、嬉しくて、多くの曲を吹いていました。

中学生になった時、兄がギターを買ってくれたので、ピーター・ポール＆マリーからボブ・ディラン、日本のフォークソングまで夢中になってコピーしました。中学三年頃にはエレキギター、とくにジミ・ヘンドリックスに夢中になっていました。当時は、音楽と人生、体制に疑問を抱くことも、みな一緒になった熱い時代です。

そんななかでも、ギターの音は、なぜこんなに歪《ひず》んだ音がいいのかなぁということが、とても気になっていました。歪ませ方にはいろいろなテクニックがあり、ひどく複雑で、なぜ自分も他の人もこれほどまでに歪んだ音にこだわるのか。高橋竹山の津軽三味線にも強く惹かれました。ギターに似て、そういえば音が歪んで、何か濁ってるなとか。

ある日、武満徹の「ノヴェンバー・ステップス」を聴き、その瞬間、鳥肌が立ったのです。ロック少年の感性を根底から揺るがす音楽でした。小澤征爾指揮のオーケストラと尺八、琵琶の演奏です。その尺八はジミ・ヘンドリックスよりもっと音が歪んだ、表現しきれない複雑で幅の広い奔放な音色。ものすごい楽器だ、これは是非やってみたいと思い、電話帳で調べてその演奏家に電話しました。一生にわたって師事することになる横山勝也先生との出会いでした。

「やったことあるの?」

「いいえ、まったく無いのですが」

横山先生も、そういう人は初めてかな、と笑っておられましたが、「まあ、来てごらん」と許されたので、喜んで出かけました。

稽古場に伺うようになって驚いたのは、稽古のときに吹かれる横山先生の音楽の素晴しさ。レッスンは最初から、虚無僧が伝えた基本的な古典を、口伝えで習うのです。虚無僧尺八は、難しい曲になると、お経を聞いてるようで、どこがどうなっているのか分からない。それをエンドレス・テープに吹き込んで、朝から晩まで身体の中に刻み込むために聴きました。

尺八の楽譜は、「ロツレチリ」とカタカナで書いてある。江戸時代に始まった記譜法ですが関東と関西でちょっと違い、関西の方では、「フホウエヤ」。西洋のレファソラドに対応するものです。リズムは表示されていません。それは自分の身体で覚えるもの。

結局、自分の息の長さの中でバランスを取るしかないわけです。自由度があるというか、演奏を深めれば際限なく深くなるし、面白くてたまらなくなりました。

けれども、呼吸は難関でした。尺八はとにかく息の量が大量に必要なので、演奏していて呼吸が苦しかったり、息継ぎに時間がかかってしまうことが大きな悩みでした。西洋音楽の声楽家から腹式呼吸を習ったのですが、腹式呼吸では息を吸うときに時間がかかる。

フルートをはじめ西洋音楽の管楽器の名演奏家たちの呼吸のしかたを見、直接話を聞いたこともあります。でも私には名演奏家の呼吸法も最高とは思えなかったのです。息継ぎの時間が短いときは胸式呼吸、余裕のあるときは腹式呼吸と使い分けていて、たとえば、フルートで超一流と言われるジャン＝ピエール・ランパルなどの奏者でも、演奏中に、吹き口から口を離して、ハッ、ハッと息を継いでいる。

尺八に限らず私たち管楽器の演奏家にとっては、口で吸うということは、せっかくつくっていた口の形を崩して、もう一回つくり直さなければいけない。そんな不合理なことを西洋の超一流の演奏家ですらやっているということは、それだけ呼吸法には、まだまだ改善の余地があるのではないだろうかと思ったのです。

一方で、日本の尺八や笛、謡や民謡などの演奏家を見ていると、ある一定の年齢以上の人は、呼吸に苦労していないことに気がつきました。微動だにせずに、短い息継ぎでやすやすと演奏をする。不思議だと思いながらも、当時は謎のままでした。

化学研究者から尺八奏者へ

私が育ったのはごくふつうの家庭で、いかに音楽が好きでもそれを職業にするという発想が当初はありませんでした。理系だったので、企業の化学研究所に就職を決めました。けれど、アカデミズムの研究職と企業の研究所では研究目的が違う。当時は、安全性や環境のためにコストがかさむような研究結果は歓迎されませんでした。仕事は好きでしたが、社会のために益する仕事ができないのではやりがいがもてません。自分の人生で後悔したくないと思い、ほんとうにやりたいこと、尺八の演奏を仕事にしようと決心しました。

収入は激減しましたが、各地で演奏活動を行っているうちに、「東京キッドブラザース」から声がかかりました。

ニューヨークやワシントンでの興行、全米ツアーまで行いました。ニューヨーク・タイムズなどで「まさに巨匠の技術」、「魔法の尺八」と評され、『ヘアー』、『ジーザス・クライスト・スーパースター』の演出家トム・ホーガン氏に「ぜひ尺八のソロパートを作るべきだ」

と言われて演奏に自信を得、尺八という楽器の素晴らしさを確信しました。それと同時に、江戸時代の音楽家たちのように、作曲も即興もしたいと思ったのですが、その理論や技術が自分には足りないとも感じていました。

西洋音楽を学ぶことは、二つの面で重要だと考えていました。ひとつは作曲・即興をより発展させるため。もうひとつはより日本の音楽を知るために。西洋的な目で日本の音楽を見ると、いろいろ欠けている部分があるのです。構成とか、調和とか。西洋的な作曲方法で言えば、なぜここは音が無いのか、ここはもっと盛り上げるべきところではないのかという疑問も浮かびます。逆にいうと、西洋的な音楽理論を経て日本の感覚に立ち戻った目にはそこが光って見える。「ああ、ここここそ静寂を聴かせるところだ」、「いろいろな雑音を聴かせるところだ」という発見がある。西洋音楽ならば、たとえば音量や、音の数でピークを作るところで、尺八はむしろ静寂で音楽のピークを作れると思う。けれど、それらを理論化し体系立てて考える基礎が自分にはない。

日本にも音楽大学はありますが、できれば高度なメソッドの中で、なるべく短時間で多くを学びたいと思いました。そこで、ジャズ理論と作曲の教育で定評ある米国ボストンのバークリー音楽大学に目標を絞りました。西洋クラシックの作曲とジャズの即興理論と実践を学べる唯一の大学だったからです。渡辺貞夫さん、秋吉敏子さん、小曽根真さんなど名プレイヤーたちを輩出したことで知られる大学です。

バークリーの奨学金と、ロックフェラー財団の援助を受けることができて留学しました。二十九歳になっていました。

バークリーは基本的にジャズの大学で、作曲専攻の学生であっても何かの楽器を専攻しなければなりません。私はそれを尺八でやりたいと主張しました。

学校側は驚愕、初めて名前を聞く楽器だし、民族楽器の科は無いから、フルートか演奏経験があるギターにしなさいと説得されました。けれど、ジャズの学校でフルートをやるのはあたりまえ。尺八でそれをこなすのは、不可能に近いからこそ意味があると思いました。とにかくこの楽器でやらせてほしいと。

まず、一人の教授にマンツーマンで習うプライベート・レッスンがあります。最初のシーズンは自分で先生を選べなくて、学校側が先生を割り振ってきます。私に割り当てられた先生は、ビバップの演奏家としては素晴しい、しかし他の音楽にはあまり興味を持ってこなかった黒人のサックス奏者でした。ビバップは、ちょっと古めのオーソドックスなジャズです。

そこで、楽器を出すように言われて出すと、「なんだ、それ美術品か?」。

そして、サックスを吹いてみせて、

「お前、オレが何をやってるか分るか、ビバップだよ」

「まだしっかりできないけれど、それを教えてもらいに来たんです」

「それは絶対無理だから、日本に帰れ」

「いや、一生賭けてやるつもりだから、帰るわけにはいかない。それは死ねということと同じで……」

すったもんだの末、木管楽器科のチェアマン（学科長）に会いに行くことになりました。そのチェアマンは渡辺貞夫さんの先生だった人で、ジョセフ・ビオラという有名な名手でした。「その楽器は、ボストンフィルでやったのを見たことがある。とても可能性のある楽器だ」と口ぞえしてくれたものの、そこはアメリカ、「これから私がピアノ伴奏するから、君はアドリブをやって、その楽器の可能性を実証してみなさい、できたら入れてやる」。

ジャズのアドリブを、やりました。一応何種類かの調でうまく吹いたので、チェアマンが、「今聴いたとおりだ。教えられるだろう」と言い、ビバップの教授も渋々「まあ出来そうだな。じゃあ、俺のところへ来い」。その日からレッスンが始まりました。

彼は私を養子に入った子供のように気遣い、懇切丁寧に黒人音楽のノリ、フレーズの作り方などを教えてくれました。ただ、最初に驚いたのは、彼のピアノ伴奏は表《おもて》の拍が抜けているのです。

「あなたの伴奏は表の拍が無いのでとても吹きにくい」

「ごめんな。だって俺はそう感じてるんだ」

そうか、そう感じているんだ。そう気づいてからは彼とのセッションはますます意義深く、楽しいものになりました。

つぎの学年からは理論的なフルーティストに習いました。非常に難しい転調の嵐のような曲も、「一小節ずつ使える音階を全部書いて、その中から共通する音を選んでごらん」と教えられました。転調の連続でも、共通する音が幾つかあります。一つ二つ共通する音があったと言うと、「そうしたら、その音だけでアドリブしてみなさい。そうすると君の楽器の良さも出るし、一つや二つの音でも、退屈させないものを君の楽器は持っているはずだ」。

別のところから光を当てて、尺八という楽器の可能性を発見させてくれる。その人はすべてについて良く分っていて、とても理論的で、考えさせられるところの多いレッスンでした。

卒業するとき、私はこうオーダーしました。

「今日があなたとの最後の授業です。だから、これだけは教えておきたいという、あなたが持っている特別なテクニックを教えてくれませんか」

「よし分った、特別授業だ。これはフルートでも今最も進んでいるテクニックだよ」

と幾つか教えてくれたのが、なんと全部、尺八のテクニックだったんです。

たとえばトーンカラー・トリル、音色のトリルです。普通ドレドレドレドレドレとやるトリルを、ドドドドドドと違う指使いで音色の違うドを鳴らす。すると同じドが、トコトコトコトコトコと揺らぐんですね。尺八ではコロコロとか、カラカラと呼ばれたりするテクニックなので、

「これですか」

「あっ、その楽器の方が向いてるみたいだな。――じゃあ次はこれだ。これはフルートのこにセロテープを貼るんだ」

ちょっと広い口で、フッと吹くといろんなノイズが入って、面白い音だろうと言うんですね。

「それはこういう感じですか」

「お前の楽器はセロテープが無くても、そういう音が出るのか⁉」

それから、全体のキーを塞いで、キーの上に開いている穴を手でゆっくり開け、「ウィーン」と音が徐々に上がるというテクニックも、示してくれました。尺八は何もしなくてもこうなるんですよ、とやって見せる。

「そうか、ひょっとしてこれらの最新テクニックは、君らの楽器に追いつこうとして、西洋のフルーティストが何とか考えたことだったのかなぁ」

それが最後の授業。「オデッセイ」や「青い鳥」のように、世界を巡って探求した末に、

自分のところに戻って来たという思いがしました。

“Be the first”——循環呼吸法

八六年に帰国し、尺八を使って新しい音楽を作ろうと思いました。当時、日本にそういう土壌は全く無かったので、作曲するというと、「古典を作る?」とか、「民謡ですか」とか言われ、弦楽四重奏を書いたり、ロックバンドに書いたりということは、なかなか理解されませんでした。でも尺八の音色の良さを出していきたかったのです。

いまアメリカでは、尺八の愛好家の人口はたいへん多く、空手や日本食のように一般に根付きつつあります。電子音のような澄んだ高音部から倍音が多く入った歪んだ音まで出る、世界でも稀有な音色に惹きつけられるということもあるのでしょうし、まずは東洋的な雰囲気を楽しむところから入れるからかもしれません。

ところが日本の尺八——とりわけ虚無僧尺八の演奏者人口は、減る一方です。尺八の音を聞いたことのある人すら、もはや少数でしょう。尺八の面白さを示すのが、これからの自分の役割だと感じました。

そのためには古い曲を西洋的に綿密に分析したり、それから逆に、そこに日本的な要素がどれだけ入っているのかを分析し、再構築して提示し、今の人にもっとはっきりわかるようにして、何よりも尺八の音色の素晴らしさをわかってもらうということが大切だと思いました。ある意味で、グレン・グールドがバッハの曲でやったようなことを、私は虚無僧の曲でやろうとしているわけです。

ところで、腹式呼吸は、尺八の先生にもだいたい教えてもらっていたし、バークリーへ行く前に声楽の専門家に腹式呼吸を徹底して教わり、いわゆる西洋的な声楽の腹式呼吸はだいたいそこでマスターしていました。ですから、周囲がこぞって腹式呼吸であるアメリカに行っても、とくに不足を覚えたことはありません。演奏法など、「どこか違う」という感触はありましたが。

しかし、腹式呼吸では、尺八はつらいのです。尺八という楽器は、おそらく世界でいちばん息の効率が悪い楽器にちがいありません。それも、ジャズならば不自由しないのに、虚無僧尺八の古典を演奏するとき、自分の息継ぎがうまくいかないことを感じていました。

そのため、アメリカから帰って直ぐ、「循環呼吸法」を試み始めました。吹きながら同時に息を吸い、まったく息継ぎをしないで吹き続ける呼吸法です。

ネッド・ローゼンバーグという、サックスでの循環呼吸が世界で一番上手いと言われる演奏家がいます。彼の演奏は、二十〜三十分まったく音を途切れさせることなく多重音を紡いでいきます。彼は尺八もやっているということで、NYで会って友人になり、彼が日本でコンサートをしたときに私も出演して、彼が尺八のために作った曲を吹きました。

その彼が「循環呼吸はサックスでは簡単だけど、尺八ではできないんだ」と言うのです。そのくらい、尺八の呼吸はむずかしい……。そういうことを話しているとき、突然彼が言ったのです。

「Aki, be the first!」

どういう意味？ と訊いたら「一番になるってことさ。今お前が尺八で循環呼吸をマスターしたら、世界で一番だよ」と。「ビー・ザ・ファースト」、やってみようと本気になりました。

毎日何時間も、循環呼吸に取り組みました。頬に息を溜めて鼻から呼吸することは、ほどなくできるようになりましたが、それで尺八を吹くのは至難の業でした。前述したように、尺八の管内体積は非常に大きく、大量の息が必要になります。それに尺八には弁がなく、口の形で音色や高低を作り出すのですが、頬に息を溜めるのでは、せっかくつくった口の形が壊れてしまいます。

けれど何日かが何ヶ月、何年と積み重なるうち、うまくいく瞬間がありました。頬ではなくて喉の奥を膨らまして空気をためることができれば、口の形に影響が少ないのかもしれな

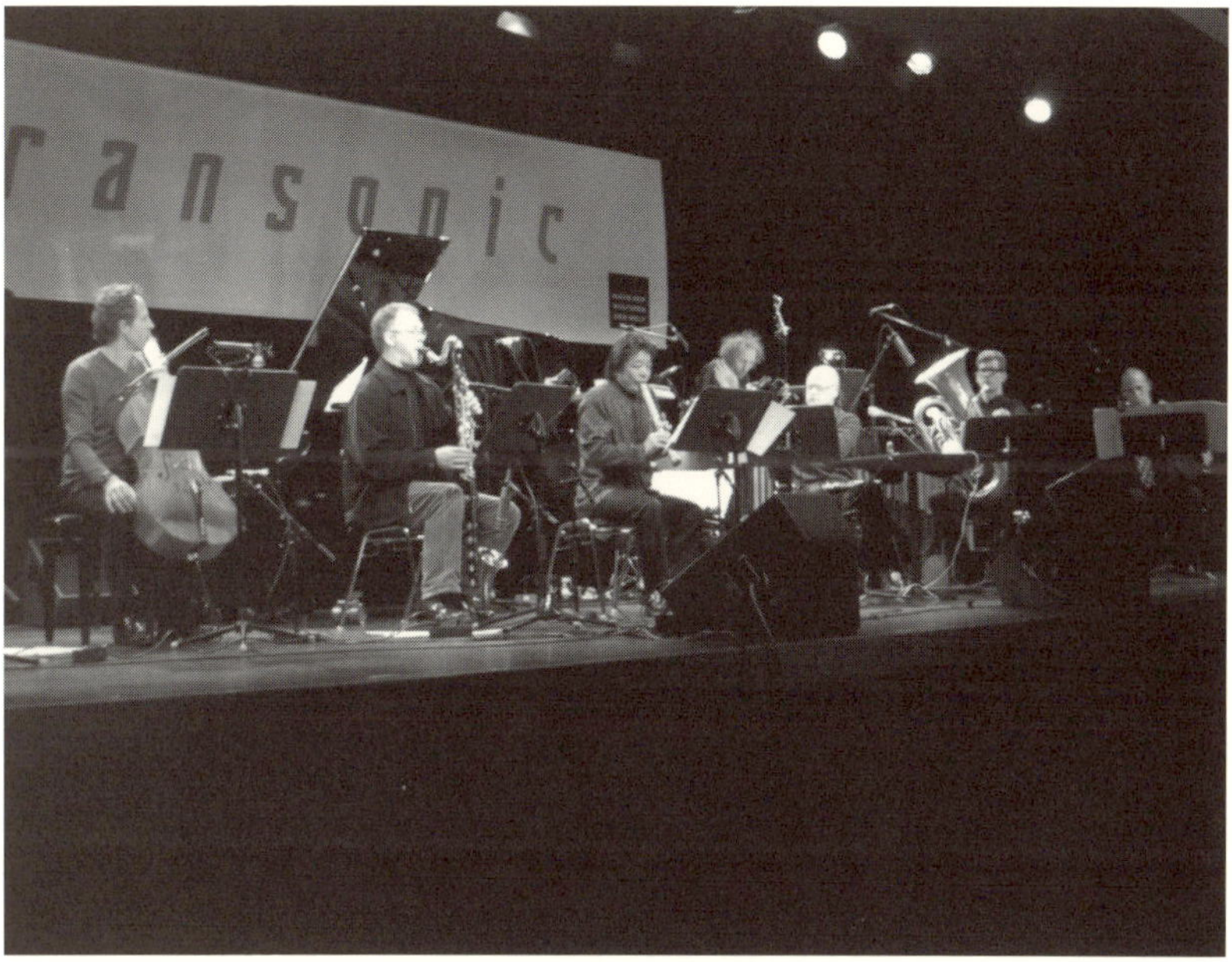

ベルリンの国際現代音楽祭にて。

い。そんなことは聞いたこともないけど、たしかに息は続いている……。この呼吸を、演奏においてできるようになるまでには、さらに数年が必要でした。自分なりの完成を見るまでには、十年がかりでした。

プロの演奏家としては、呼吸に縛られず、息継ぎに妨げられずに演奏できることは、たいへんな飛躍です。九〇年代半ばには循環呼吸で演奏する尺八奏者ということで、高く評価してくれる人もいましたし、自分でもその部分では達成感がありました。

ただ、正統的な尺八の演奏法ではないものでしたし、そんな特殊な訓練もおそらくしていなかった古の虚無僧たちがどうやって吹くことができたのかは、ずっと謎のままでした。人にも尋ねてみましたし、文献を探してもみましたが、手がかりはありません。私の呼吸巡礼は、なかなか終わりが見えませんでした。

あの日、老師の前で「吹いてみよ」と求められたときは、あえて循環呼吸では演奏しませんでした。尺八の伝統を粛々と継いでこられた方の前では、なるべく自然に吹くべきだと思いました。

あのとき、そうして失敗したことが、ほんとうに良かったと今では思っています。

驚くべき呼吸法

さて、冒頭に述べたようにして密息と出会い、それから一週間も老師のもとに通いつめて、この寺に伝わるたくさんの古典の曲のうち十曲ほどを教えていただきました。口伝で教わるうちにも、うすうす自分の呼吸が変わった感触はありましたが、帰京して曲をおさらいするのと同時に密息をあらためて練習しなおして、びっくりしました。

この呼吸法の驚異的なところは、まず第一に、大量に息が吸えるということです。骨盤を倒していくにつれて、その量はますます増えていきました。しかも、今までのような「吸い残した」という感じがなく、許容量いっぱいに吸える、という感覚なのです。

第二に、それが非常に短い時間――一瞬の間に吸えるのです。そして、上半身から身体の力が抜けやすいためか、鼻から吸うのがとても容易で、しかも音もなくできるのです。

骨盤が倒れている、ということで、身体に強い安定感が生まれます。身体が動かない、安定性がある、吸う音がしない、ということから、静止感が生まれます。

非常に短い時間で息が吸えるので、尺八を演奏する上で、いままで難しかったこと、不可能だったことまでができるようになり、音楽の表現力が大きく広がりました。とりわけ、虚無僧に伝承されてきた音楽を演奏するときには、全く異なった世界が立ち現れてくるのをはっきりと感じました。全く動かない世界に生まれ出る音は、あたかも、純白の半紙の上に落とされる墨の如く、新鮮なものでした。

フレーズとフレーズの間も、呼吸に拘束されなくなり、さまざまな未知の感覚が表出しました。

この呼吸法をすることで「変わった」と感じたのは、自分の身体だけでなく、周りの世界でした。周りが、静謐な世界へと一変し、微動だにしない自分の身体が、その世界の一部とさえ感じられました。身体が全く動かないので、呼吸することが非常に受動的な感覚になり、あたかも風が自分の中を吹き抜けていくようです。

世界の輪郭が、くっきりと見えてきました。それはまさに、

「知覚の扉が浄められたとき、すべては、無限に、それがあるままに、人々の前に現れてくる」

というウィリアム・ブレイクの言葉のようでした。

また、「密息」は、実は、非常に身近なところにすでにあったことにも気付きました。

私はコンサートなどで、しばしば着物を着る機会があります。着物を着崩れさせないため

には、常に腹を張るようにして着物を帯の内側に押し付けていなければなりません。まさに、そのときの呼吸の感覚がこの「密息」だったのです。

「わかった！　今までやっていた、あれだ！」

今までも、着物を着たときには無意識のうちに必ずしていた、その呼吸法でした。

密息の由来

昔の尺八の奏者は、理屈ではなく自然に「密息」ができていたはずです。そうでなければ演奏しにくい古典が、実に多いのです。

なのに、それにたどりつくことがこんなにも難しかったのは、尺八の呼吸についての記述がほとんど無かったということです。私は呼吸について書かれた文献を読み漁りましたし、インターネットでも調べましたけれども、密息に相当する方法論に、出会ったためしがありません。それは、秘儀だから軽々しく伝えることを拒んだというよりは、あまりにも自然で、実は日本人の誰もが、別に不思議にも感じないでやっていた呼吸ゆえだと思うにいたったのです。

そして、仏教においても、密息に近い呼吸法が行われていたのかもしれません。

たとえば、釈迦が言ったことをまとめた経典に、「大安般守意経《だいあんぱんしゅいきょう》」というのがあります。原語では「アナパーナサチ」といいますが、これは、とにかく細く長い息を吐きなさいと、そして短く息を吸いなさいというものです。

また、禅寺ではよく観息《かんそく》、数息《すそく》と教えます。観息とは、自分の息を見つめることによって、悟りを開く。数息というのは、息を数えることによって、修行をするということです。

江戸中期、臨済宗中興の祖である白隠禅師は、長く静かに吐く息を主眼とした健康法を説き、その著作『夜船閑話《やせんかんな》』は後世に大きな影響を与えました。

その中で白隠は、「真人の息は踵《くびす》を以ってし、衆人の息は喉を以ってす」という荘子の名言を引いていますが、密息をすると、この感覚がよくわかります。おそらくは、骨盤を倒し、腹を膨らませるために、大腰筋《だいようきん》などを使い、その力が腿から踵へ伝わっていくのだと思います。

この呼吸法を、虚無僧たちが尺八を演奏することで、より強く推し進めたのではないかと、私は考えています。

尺八は、息を大量に必要とする管楽器です。

リードがなく、メカニズムから分類すると「エアリード楽器」と呼ばれる中に属します。

フルートや篠笛、ケーナなどと同じ仲間です。これらエアリード楽器は、リードを持つ管楽器（オーボエやクラリネット、サクソフォン、篳篥《ひちりき》など）と比べて、はるかに効率が悪く、非常に多くの息の量を必要とします。また、吹き口の形を見てみますと、尺八のそれは、他のエアリード楽器と比べて、極端に広く大きくなっています（第十一章で後述しますが、この吹き口の大きさが、「倍音」をつくりだします）。息を当てる吹き口が大きければ、それだけ息の量が必要なわけですから、管楽器の中でも効率の悪いエアリード楽器、その中でさらに最も非効率的な、世界で最も大量の息を必要とする楽器、それが尺八なのです。

尺八の起源は古く、中央アジアからインド、中国を経て伝わり、奈良時代には日本に雅楽の楽器として定着したようで、正倉院や法隆寺に納められています。

聖徳太子が尺八を吹いていた、あるいは一休和尚が吹いていたという説もありますが、仏教と尺八がいつ、どのように結び付いたかは、さだかではありません。古代から中世にかけて、宗教とかかわりなくさまざまな人々によって演奏されていたようです。

江戸時代中期から、禅宗の一派、普化宗《ふけしゅう》の虚無僧という漂泊する僧たちによって法品として特権的に使われたことで、尺八の歴史がクローズアップされます。

虚無僧は武士階級の出であり、彼ら以外の者に虚無僧尺八を吹くことをゆるしませんでした。普化宗は、臨済宗すなわち禅の流れを汲むものとされています。仏教、禅では、呼吸というものを非常に重視してきました。尺八を吹くことは、そのまま呼吸の修行をすることであり、尺八は修行の道具――法器と考えられていたのです。

普化宗は、明治四年に政府の「太政官布告」によって廃止となりました。尺八は独占を解かれ、芸事として一般にひろまっていきますが、他の楽器と合奏するため新たに調律のしくみなどが加えられました。虚無僧尺八はその後も細々と続いていきました。

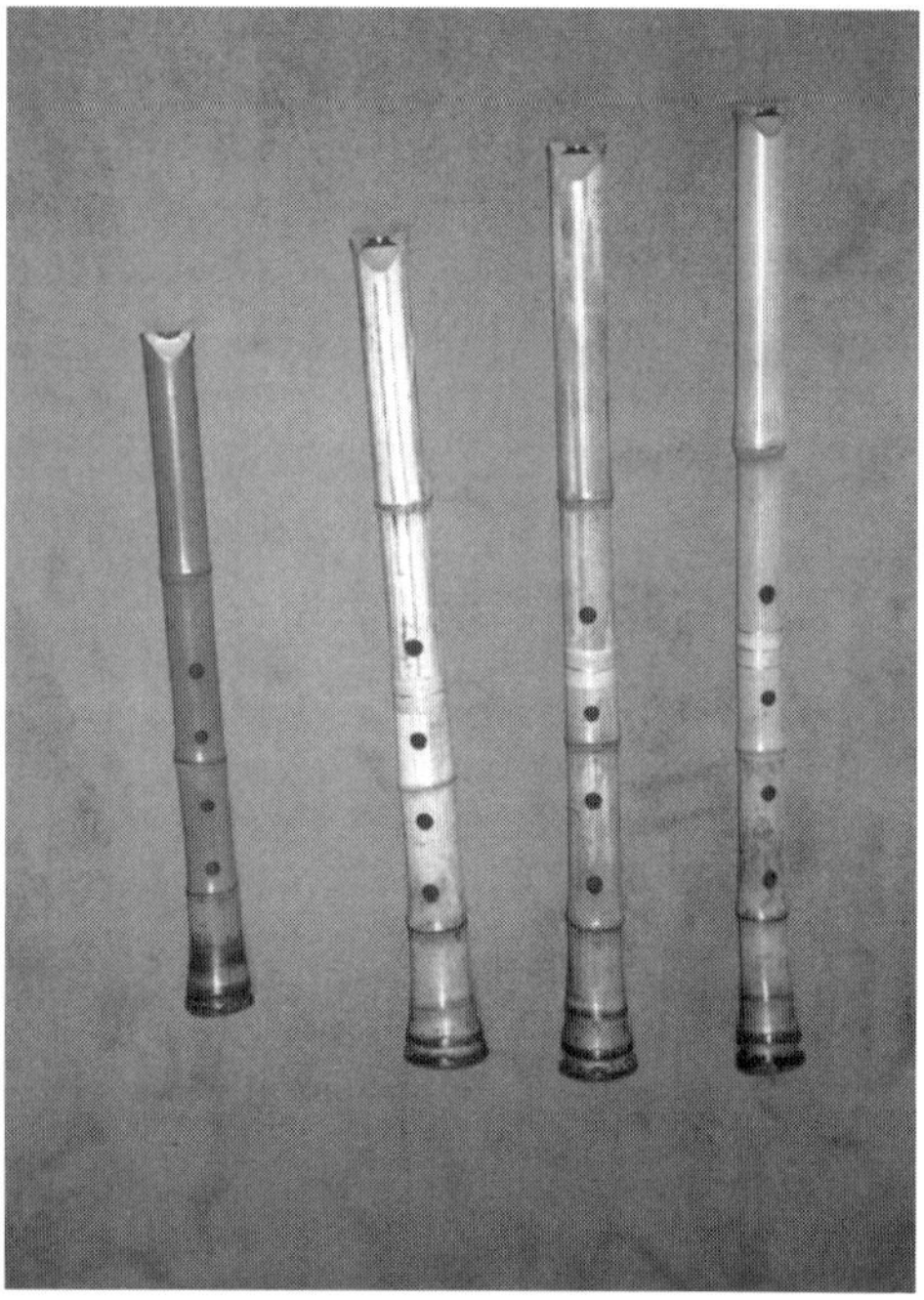
大きさはさまざまでも、
尺八の構造は基本的に同じ。

私の直接の師、横山勝也師は「私が師事した海童道祖はほんとうに上手かった。密息と言って、ほんとうに息を吸ってるのが分からなくてね。どうやって呼吸されていたんだろうね」と言われていました。

道祖は昔の方ですから、密息は自然の呼吸として行っていたに違いありません。そのため、こと改めて呼吸法を教えるなど、考えもしなかったのでしょう。

II　呼吸と身体、呼吸と心

第二章　密息の方法

【初級編】

私たちの身体が、日本古来の風土のなかでかたちづくられたとはいえ、もちろん百数十年前の江戸時代の人々からはずいぶん変わっています。密息のやり方も、初めから江戸時代そのままを求めなくてもいい。江戸時代の人々はおそらく骨盤は完全に後ろに倒していたのでしょうが、密息のしくみとしては骨盤をそれほど倒さなくても可能です。

まずは、現代人の身体にとって無理なくできる、初級の密息から試してみましょう。

●自分の呼吸のしかたを知るために

➡ふーっと無理なく息を吐いてみよう。吐くとき腹は膨らむ？　へこむ？　ふだんの呼吸のしかたによって最初だけやり方が違います。

［膨らむ人］

①腹を張り出した状態で、止める。

②そのまま腹を張り出した状態で、息を吸う。

実はこれが密息。腹の状態を変えないようにするだけ。息を吐くとき自然に腹が膨らむ人は、密息に親しみやすい呼吸がすでに出来ている。

［へこむ人］

①息を吸い、腹を張り出した状態で、止める。

イメージとしては、へそから下の部分がはちきれる感じ。手で触って確かめながら。

②そのまま腹を張り出した状態で、息を吐き、続けて吸う。

実際は動かさないけれど、より腹を突き出す気持ちで。

［以下は膨らむ人もへこむ人も同様に］

③腹を張り出したまま、つづけて吐いて、吸う。

吸うときも吐くときも腹を張り出す、そのかたちを同じにして、動かさない。この状態を保つのは、かなり大変なこと。吸ったり吐いたりするとき、外から見える筋肉は一切動かさ

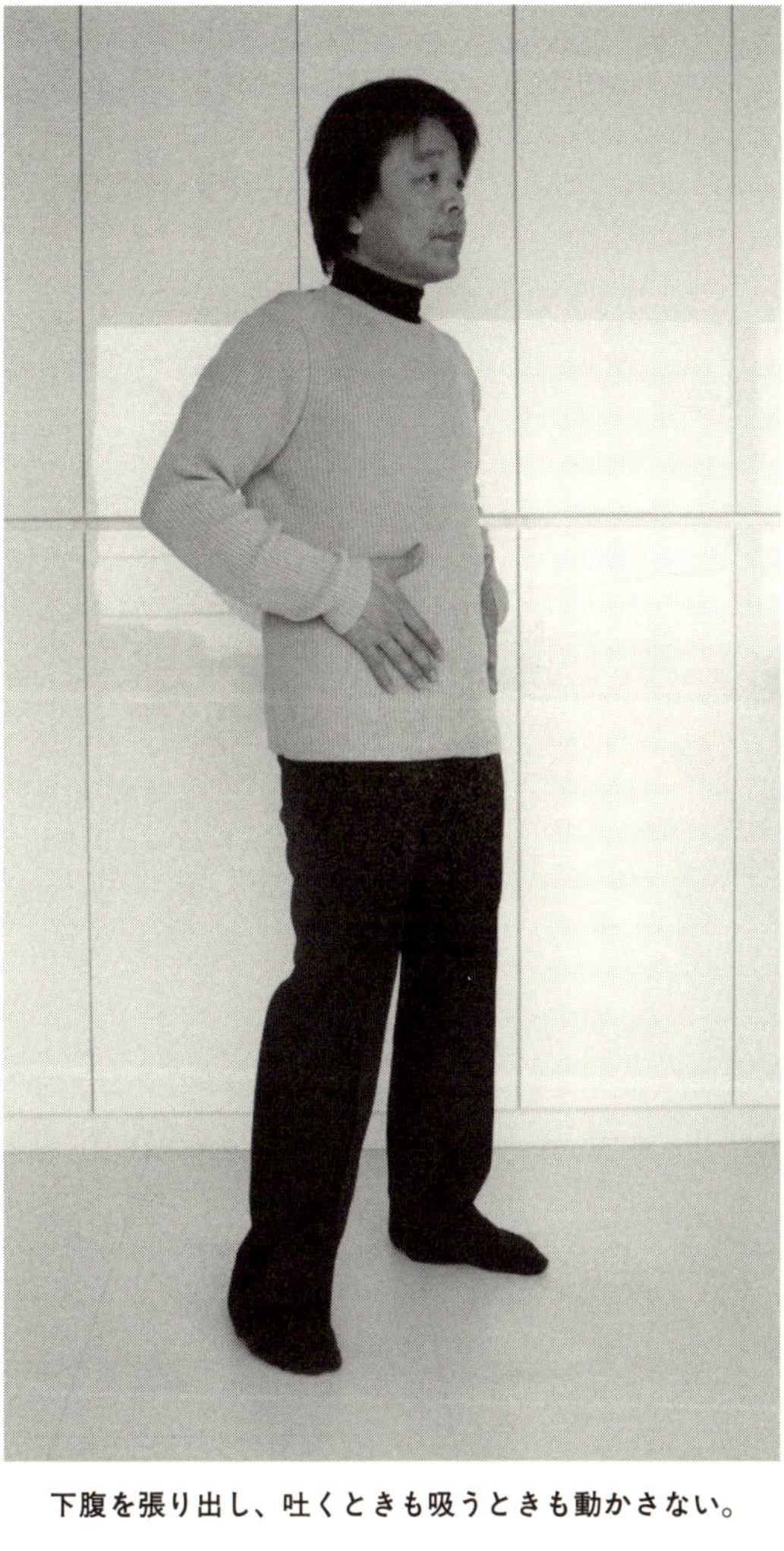

下腹を張り出し、吐くときも吸うときも動かさない。

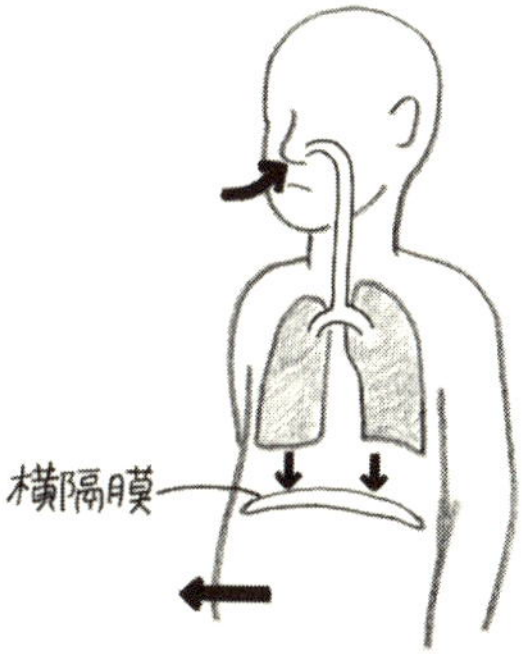

② 息を吸い
腹を張り出した状態

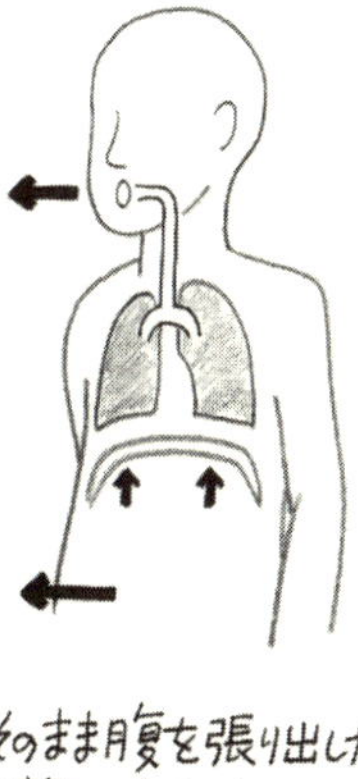

③ そのまま腹を張り出した
状態で息を吐く。

ず、横隔膜だけを動かす。つまり、ふだん使わないインナー・マッスル（深層筋）を使うようにする。

④力を抜く。

ここまでに、身体中が緊張していないだろうか。胃から上の力を抜いてみよう。肩、首、鼻、鼻の奥はどうだろう。足も極度に緊張しないように。

⑤へその下、下腹にのみ力が入っていることを確認する。

力を抜くことは入れるより難しいもの。だから一点に集中して、ほかを抜く。ごくごく細い息をコンスタントに吐き続けられ、一瞬の間に充分な量の息が吸えることに気づくはず。

⑥呼吸をしながら、周囲に注意を向けてみる。

身体は動かない。すると周りはどういうふうに見えるだろう。

たとえば、この世界が静止したように思える。感覚が鋭敏になる。建物の中にいるなら、どっしりした感じ。外を見れば、木の葉の動き、一つ一つの動きの微妙な違いが見て取れる。風の音、鳥の声。さまざまなものが微妙に動き、音を発している。それらが明瞭に分離され、非常に複雑な世界をかたちづくる。

ここまでで、密息はいちおうクリアできました。

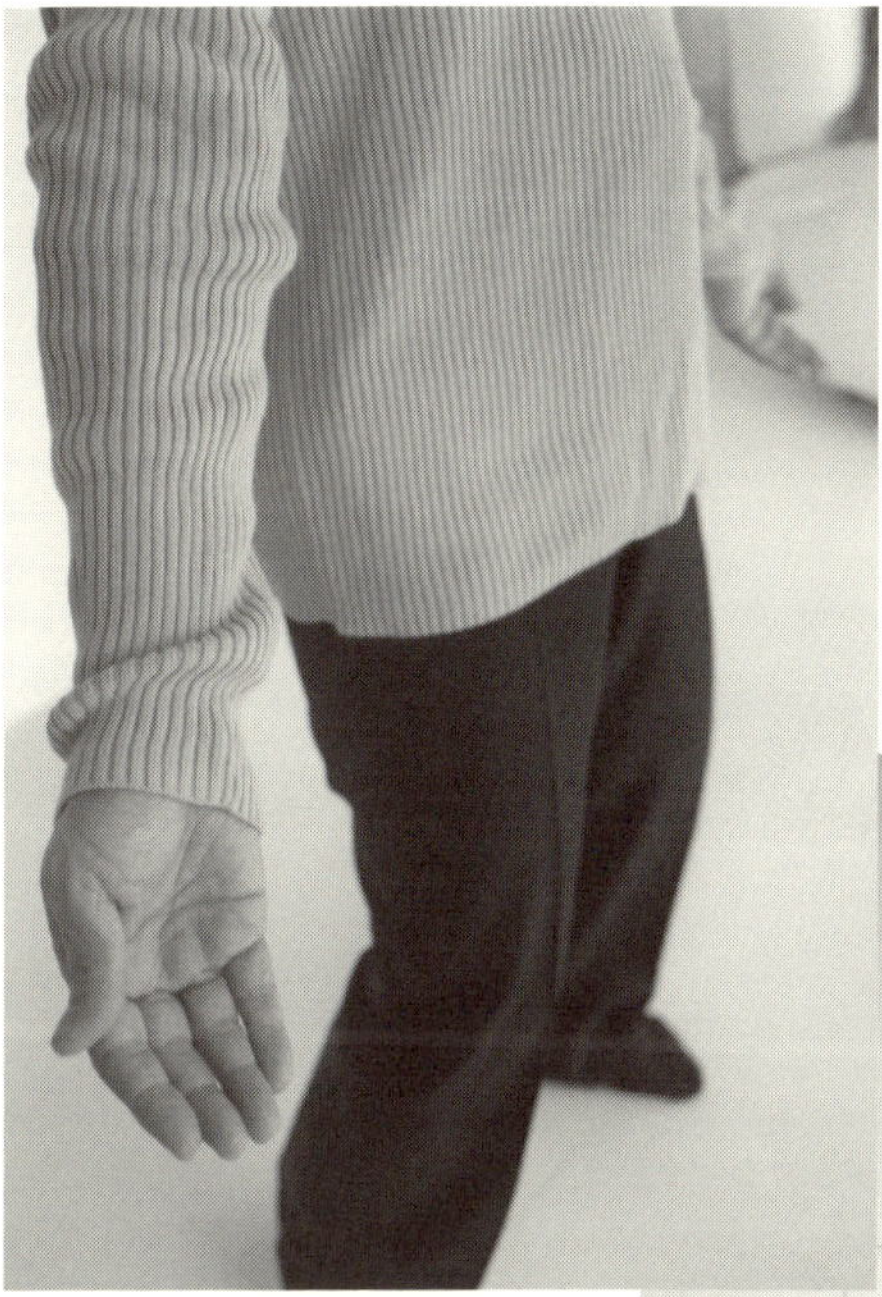

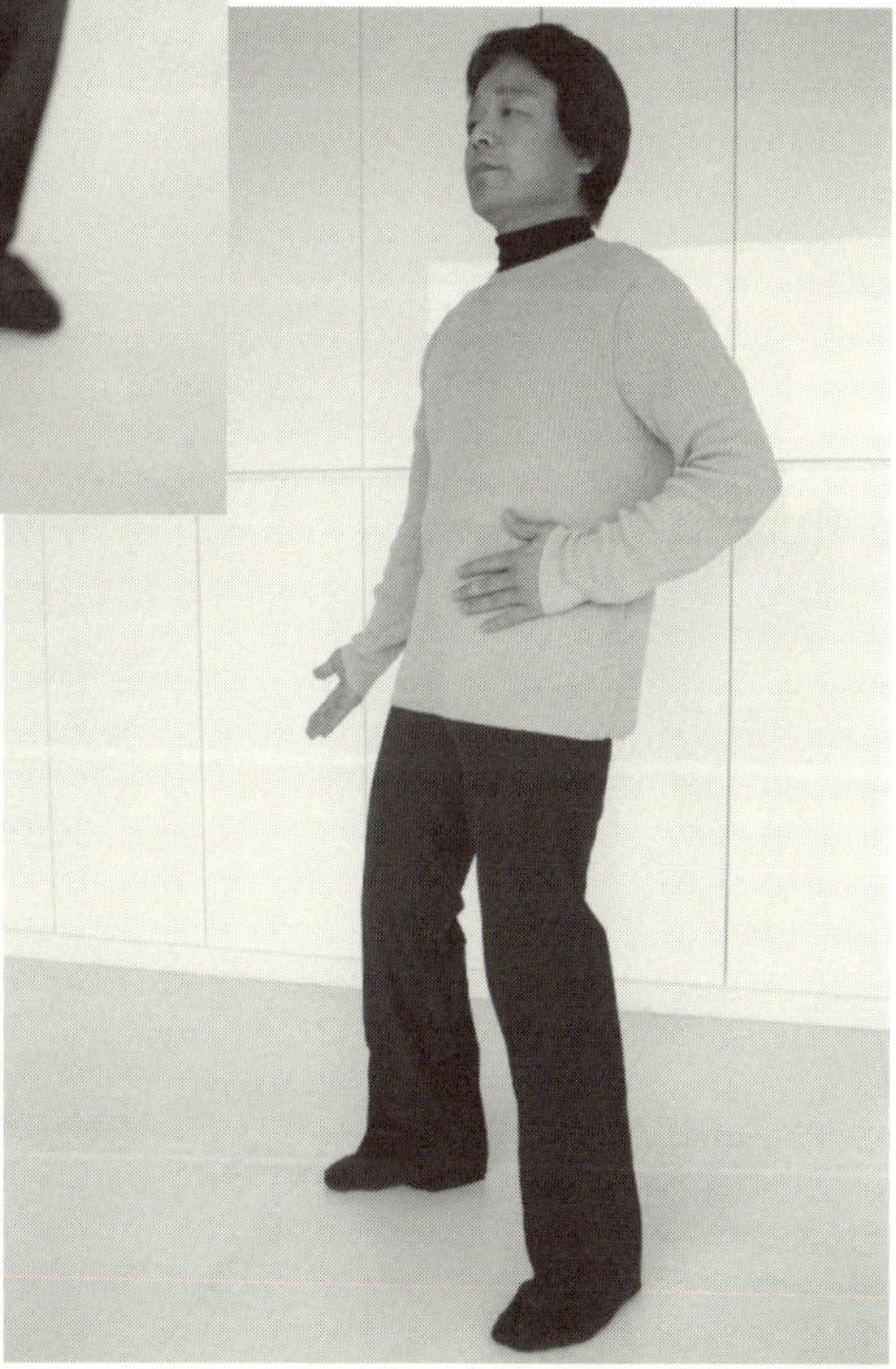

【上級編】

さらに、大量の息を瞬時に吸い、長く静かに吐く密息の奥義を極めたい人は、江戸時代の日本人の姿勢をとる必要があります。いわば密息の上級編にあたります。

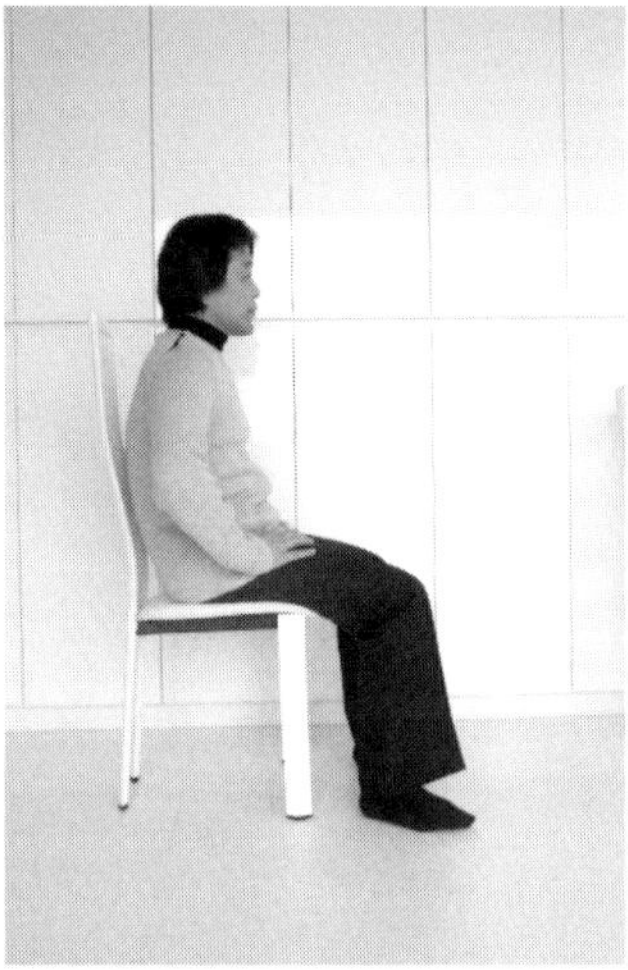

思い切り骨盤を倒す

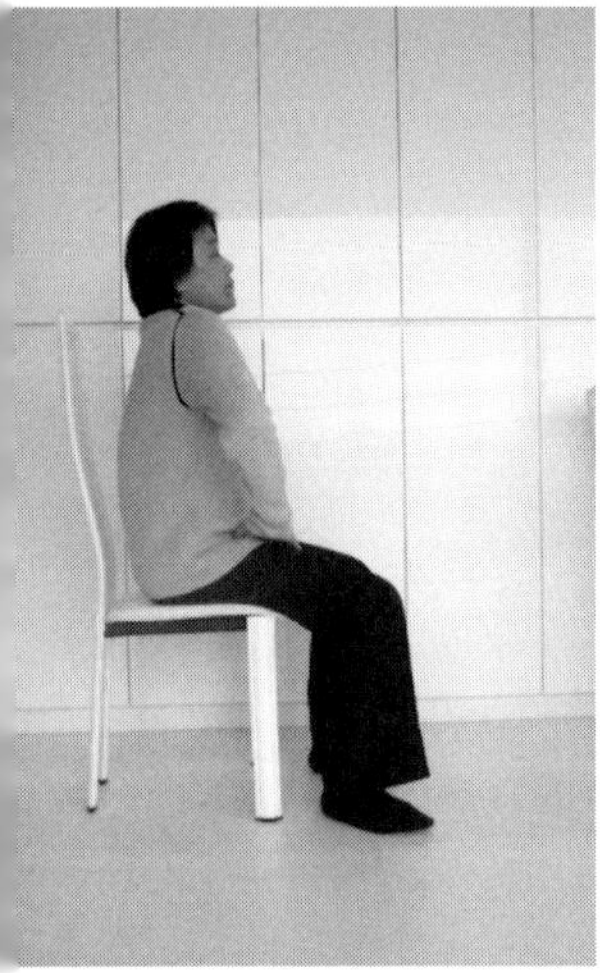

肩を前から回す

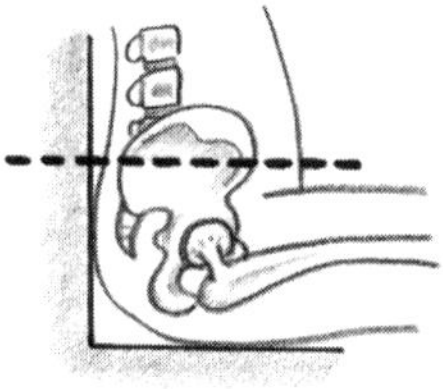

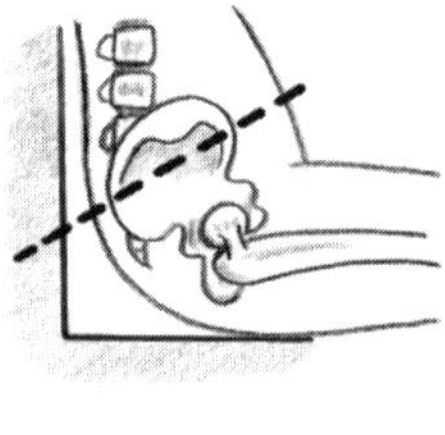

①骨盤を目いっぱい後ろに倒す。

背中、肩が丸くなり、前に傾く。首が前に出る。そこから背中を伸ばす。ひじを後ろに引き、肩を張る。首の付け根を

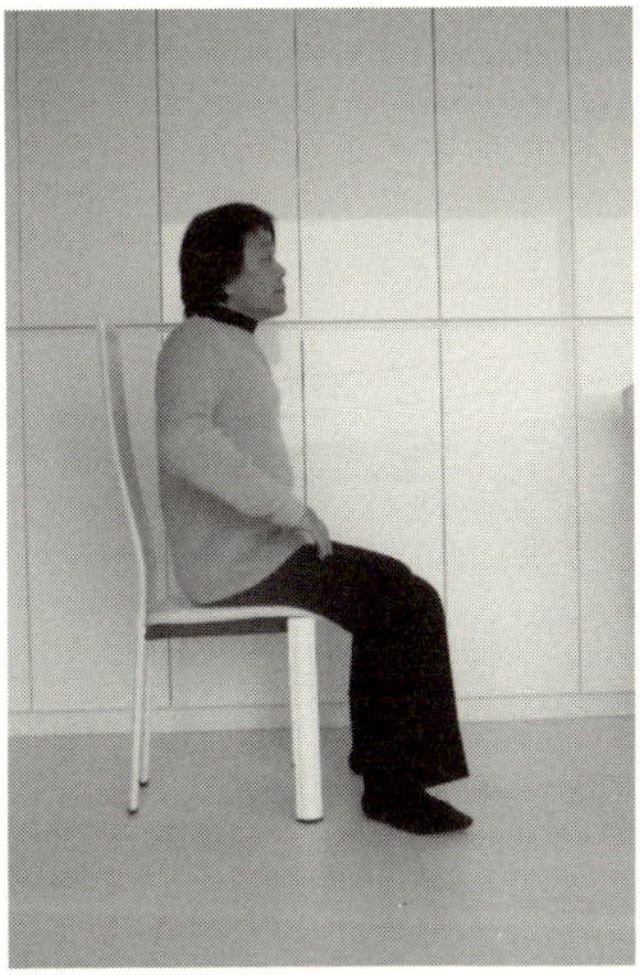
上体の力が抜ける

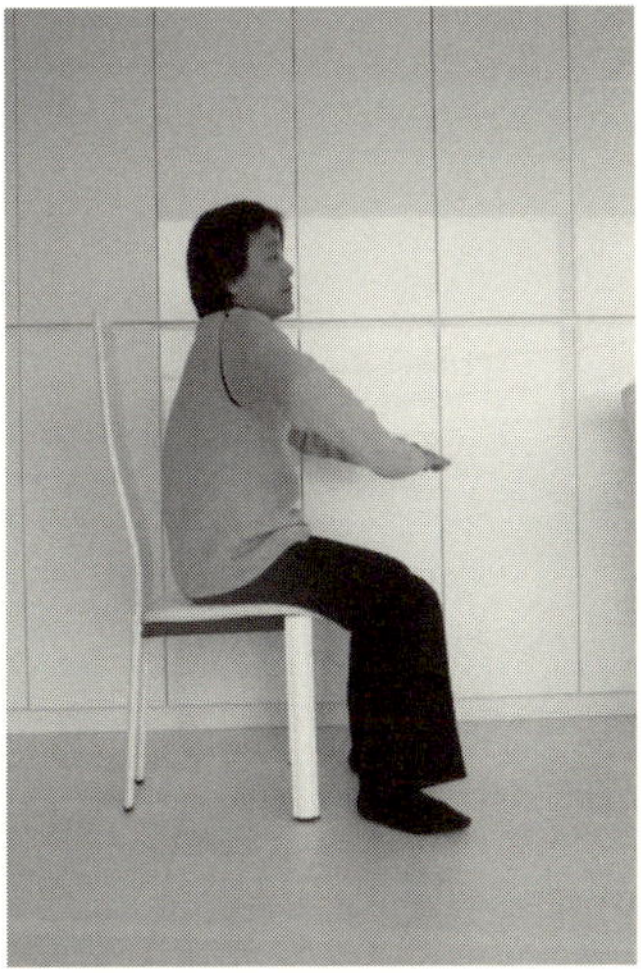
ひじを使って

前に出す感じ。筋力がないとバランスがとりにくいが、力を入れずに。とくに肩、腿をリラックスさせて。

②下腹を張り出して息を吸う。

③下腹を張り出したままで、息を吐く。

意識としては、さらに下腹を突き出すぐらいのつもりで。水の入った風船のイメージ。

④さらに下腹を張り出したままで、息を吸う。

ただし、身体がまったく動かないので、吸えない人が時々見受けられる。そういう人は、吸うときに肩を前から後ろに回してやると、きっかけを作りやすい。慣れてきたら肩を回さなくてもできるようにする。

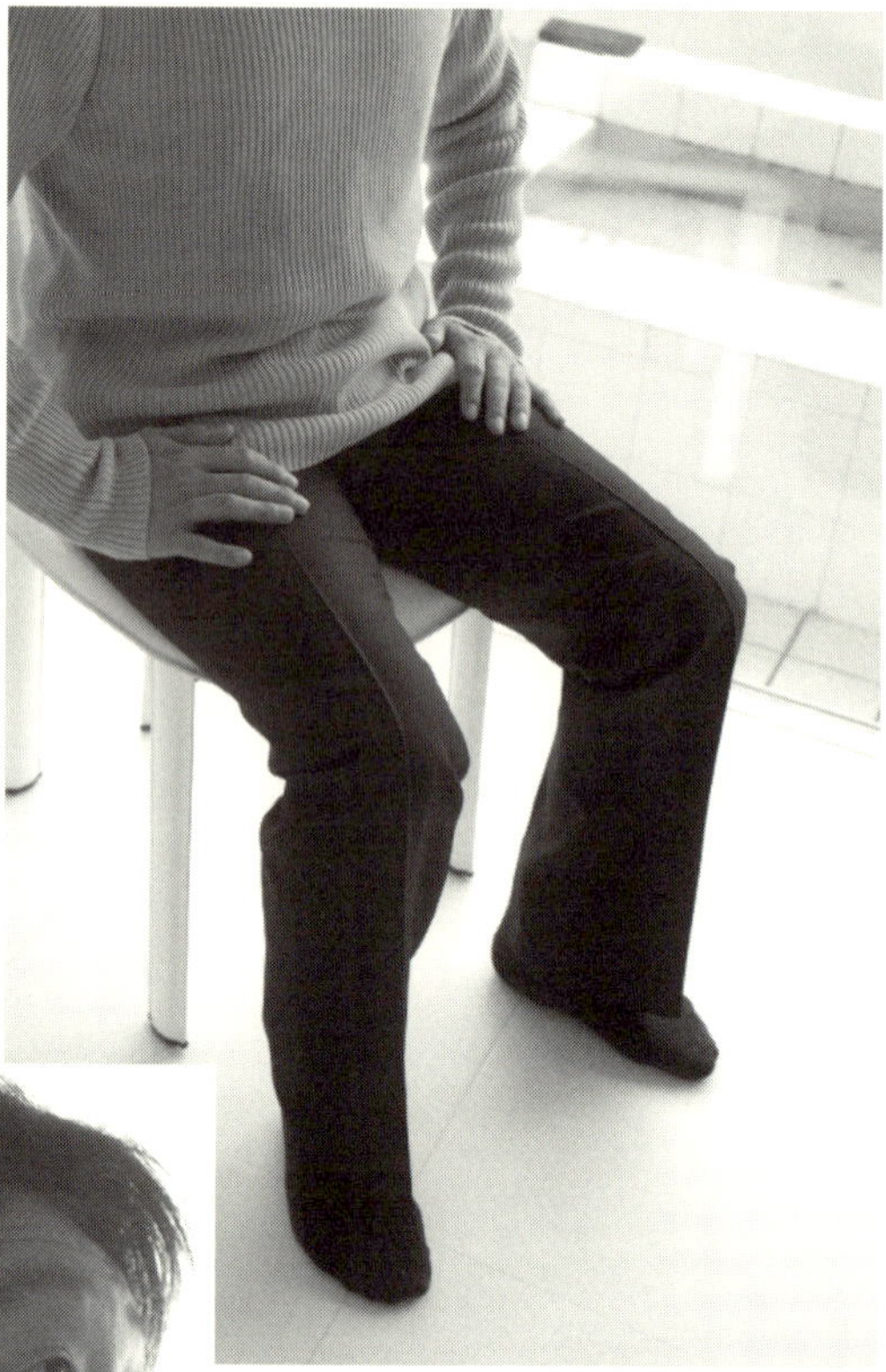

足の先から緊張を解く

鼻の奥を広げて
目頭から息を吸う

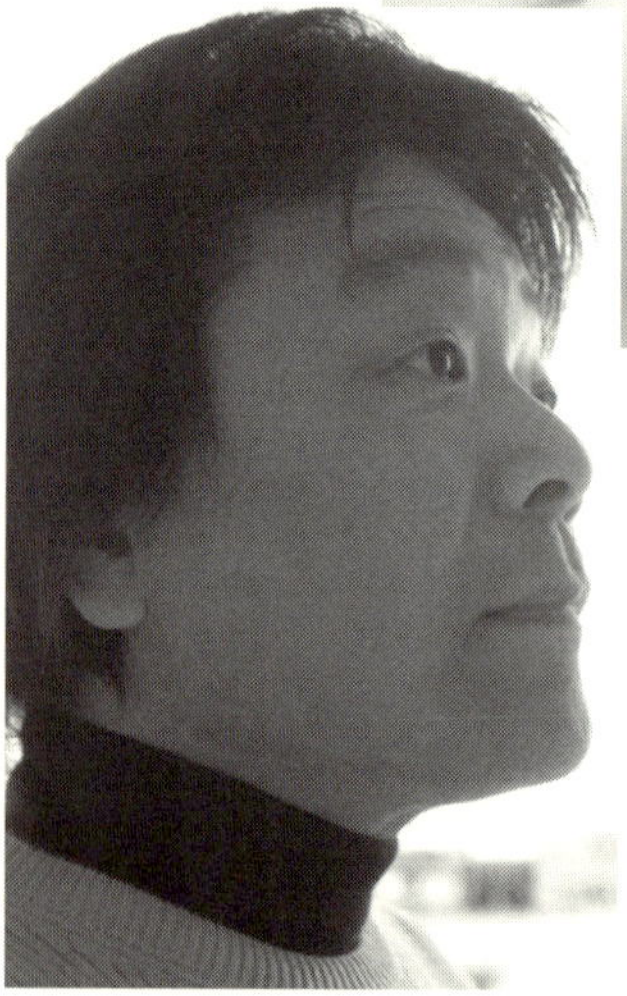

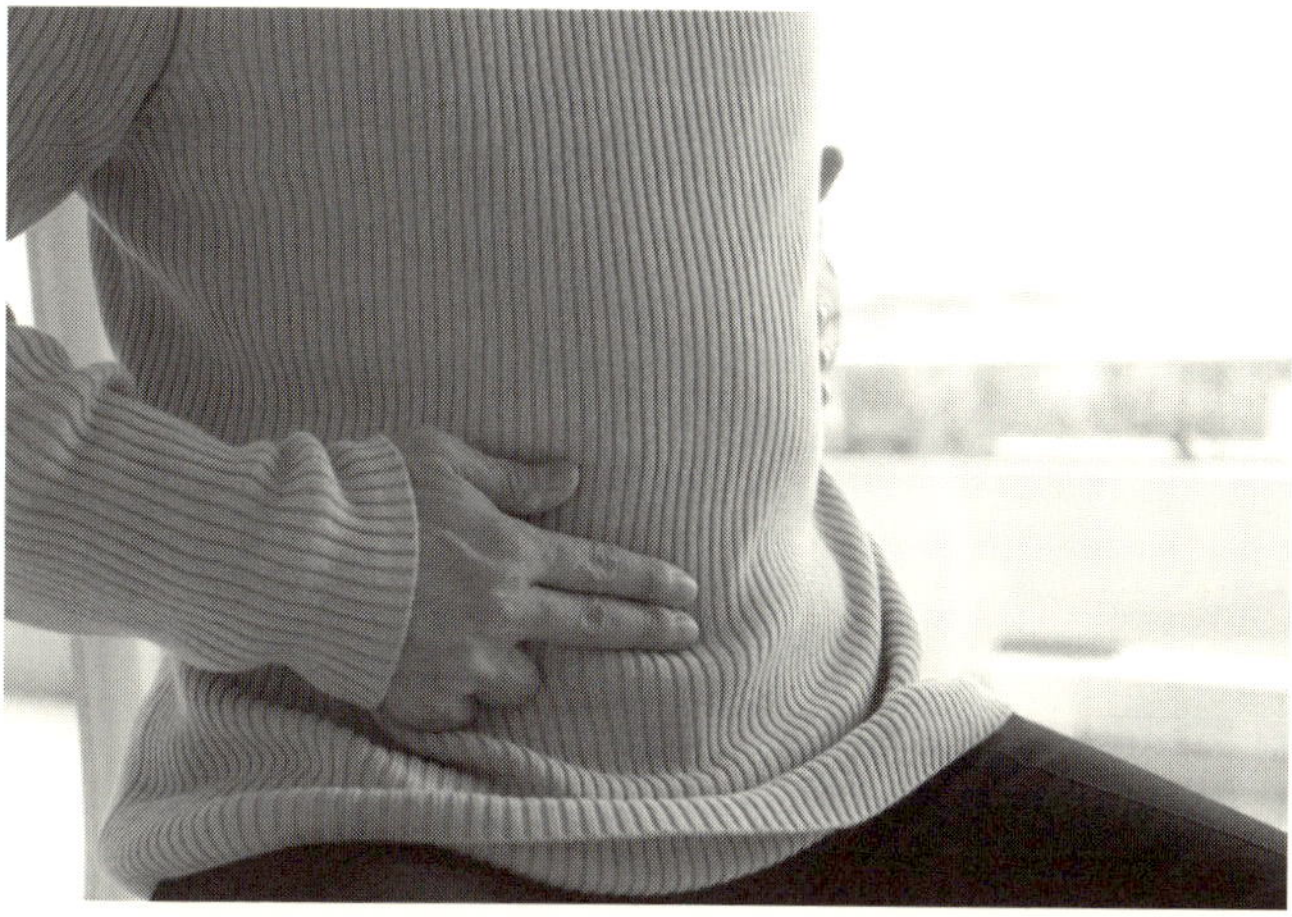

⑤下腹を除いて、足の先から緊張を解いていく。

吸うときの音がおおきいなら、それは鼻の奥に力が入っている証拠。涙が鼻に入ったときに吸う要領で。鼻の一番狭いところの力を抜いて、広げて、息を吸う。目頭から、息を吸うイメージ。

⑥下腹に力を入れる。

下腹の力が入っている部分が、腹の表面よりやや内側と感じられるなら、さらに良い。この部分を「臍下《せいか》丹田《たんでん》」という。一点ではなく、下腹全体と、背骨の内側、そして脇腹のやや高い部分まで力が入る。吐くときは力の入る部分の位置が、やや高くなる。

⑦瞑想してみる。

身体をまったく動かさず、まったく音を立てずに呼吸する。吐く息を極限まで長く。忍者のように、気配を消す。自然または、周囲の環境と一体化する意識を持つ。自分と外界の境目がなくなる感覚まで、たどり着けるかもしれない。たとえば自分という器はこの世界に常に開かれていて、そこに空気が自由に出入りする感覚。この感覚がもっと進めば、身体の中を風が吹き抜ける。

視点を移す。非常に小さい部分から、大きな視界へ。たとえば、木の葉の葉脈から、その木全体と空を含む視界へ。

これで、密息は完成です。

なんだかむずかしそうに思えるかもしれませんが、ポイントは三つだけで、腹を張り気味にして保つこと。骨盤をいつもより後ろに倒すこと。息を吐くときにできるだけ静かにゆっくり長く吐き出すことです。

「密息」という言葉の響きがまた、秘密の技法を連想させます。けれど、海童道祖がどのような考えで命名されたのかはたしかではありませんが、私はこれは「息をひそめる」、吸うも吐くも密やかに、息をしていることを自他にわからせないようにすることだと解釈しています。

密息の結果に、正解はありません。自分がどう感じるか、それを味わっていただきたいと思います。がんばりすぎないで、そう、毎日十五分ずつでも試していくと、一週間もしないうちに、密息の感覚を楽しむことができるはず。

くたびれたときソファーに身体を投げ出して、あるいは温かい湯船に身を浸したときに、無意識に「ふうー」という吐息をつくことがありませんか。それこそ私たちの身体の中にある「密息の名残り」なのです。その姿勢は、骨盤の倒れ方も腹の膨らみも力の抜け具合も、密息のポーズそのもの。

また、ある種の若者たちが好んでとる「ヤンキー座り」と呼ぶスタイルを西洋人にやらせてみると、ぐらぐらしたりひっくり返ったり、長時間保つにはかなり困難な姿勢であることがわかります。骨盤を倒して身体とともに気持ちも安定する、日本人特有の座り方なのです。

これらは、自分では気づかなくても、私たちの身体や心が、密息のもたらす効果をまだ覚えている証拠なのです。

第三章　呼吸の種類

四つの呼吸法

呼吸の種類には、大まかに分けて腹式呼吸、密息、胸式呼吸、逆腹式呼吸の四種類があります。左頁の表は、密息とそのほかの呼吸法のちがいを説明したものです。

一般的には、腹式呼吸と胸式呼吸が、よく知られています。逆腹式呼吸は特殊な呼吸法ですが、ヨガなどで行われているためにご存知の方もいると思います。近代以前の日本人がずっと行っていた、そして現代でも伝統芸能や武術の場で継承されている呼吸法は、そのいずれとも違う特徴があり、私はこれを尺八の師が提唱した「密息」という名称で代表させることにしました。

ただし、現代の日本にこの四種類しか無いわけではありません。それぞれの折衷型であったり、ひとりの人が場合によってちがう呼吸法を行ったりもします。また、密息ひとつをと

	腹式呼吸	密息	胸式呼吸	逆腹式呼吸
吸う時	腹が膨らむ	腹が膨らむ	胸が膨らむ	胸が膨らむ 腹がへこむ
吐く時	腹がへこむ	腹が 膨らんだまま	胸が収縮	胸が収縮 腹が膨らむ
息の量	★★★	★★★★	★	★★
安定感（吐く時）	★	★★★★	★★	★★★
勢い（吐く時）	★★★★	★★★	★	★★
速さ（吸う時）	★	★★★★	★★★	★★
鼻の奥の 力の抜け方	★	★★★★	★★★	★★
響き	300Hz〜 800Hz	150Hz〜400Hz 2kHz〜4kHz	1kHz〜2kHz	700Hz〜 1.5kHz

っても、骨盤をどれだけ倒すかという傾きによって無限に変わるし、実は腹式呼吸でも骨盤を倒すことでより多くの息を速く吸うことも可能です。

表では、各要素を比較して★をつけていますが、優劣ではなく呼吸の特性を示しているに過ぎません。たとえば、息の量は密息が一番多く、胸式呼吸は一番少ない。そのかわり、息を吸う速さは胸式呼吸が比較的速く、また声を高く響かせることに向いているわけです。

●腹式呼吸

腹式呼吸は、ある意味でとても自然な呼吸法です。吸うとき、肺が膨らんで横隔膜を押し下げ、腹部の内臓を押し下げる。すると必然的に腹が外に張り出してきます。吐くときは腹をへこませるので内臓が引き上げられ、横隔膜が上がり、肺を潰して空気を出す。身体全体を合理的に使う呼吸法です。

●密息

密息の一番の特徴は、吐く時の姿勢。自然の摂理と異なった形で、腹を張り出したまま息を吐きます。

●胸式呼吸

胸式呼吸は人によって姿勢や腹部の状態はさまざまで、共通する性質として息を吸うとき胸が膨らみ吐くときは収縮します。横隔膜があまり上下しません。力のいらない楽な呼吸法です。

●逆腹式呼吸

吸うときに基本的に腹がへこみ、これをすると必然的に胸が膨らみます。吐く時は胸式呼吸と同じように、胸が収縮すると同時に腹が膨らみます。密息との大きな違いは、身体が動くということ。ヨガをやったことのある方は、はじめのうちは息が上がって、力を抜いてリラックスすることが難しく感じられたはずです。ふだん動かさない内臓を動かすという感じではないでしょうか。

それぞれの呼吸の特徴

【息の量】

息の量は、私たちの肺に取り込む空気の容積です。

胸式呼吸では、基本的にはあまり横隔膜が動かず、肺だけを膨らませるから、息の量はもっとも少ない。横隔膜も引き下げる逆腹式はそれより多く、腹を膨ませる腹式呼吸や密息のほうが、さらに息が大量に入るのです。密息と腹式呼吸の違いは、姿勢にあります。密息は骨盤が後ろに倒れている。骨盤を倒してみるとわかりますが、腹は広がって、横隔膜はさらに落ちていくのです。これによって、肺は十分に膨らむ余地が生まれ、息の量が大きくなります。

腹式呼吸をしながら骨盤を倒したり起こしたりすれば、この息の量は絶大なものになります。スーッと吸う時に骨盤を倒し、吐く時にフーッと骨盤を起こす。このやり方であれば、吸う息は密息と同じで、しかも表層筋を使って十分に吐ききれるわけですから、密息よりもさらに多くの量を吐くことのできる原理を持っている。ただし意識して身体の動きを大きくしないとできません。

【安定感】

吐く息の量に、ムラがあるかないかです。なぜ密息がもっとも安定感があるかと言うと、基本的には横隔膜をただグーッと引張り上げるだけですから、深層筋の力は必要ですが、ほかの力はつかいません。ところが腹式呼吸では、腹筋や胸筋すべてを動かして息を押し出すので、これを細く安定させるのは難しい。

逆腹式の姿勢は、吐く息の量に安定感があります。ただし、吸っている時には腹がへこむため、身体が動きます。

【勢い】

息を吐く時の勢いの強さを示しています。

筋力を動員して大量の息を吐ける腹式呼吸が、もっとも勢いがあります。息の量の多い密息、逆腹式呼吸とつづき、息の量の少ない胸式呼吸はやはり勢いも弱くなります。

【速さ】

息を吸う速さは、密息が横隔膜をストンと落すだけなので一番速く、次は肺という高い位置に吸い込む胸式。吸う時お腹をへこませる逆腹式呼吸がその次で、腹式呼吸は理にかなった呼吸法だけれど、低い位置まで息を引き込むために腹筋を使い、そのために身体全体を動かすので、もっとも時間がかかるわけです。

【鼻の奥の力の抜け方】

鼻の奥の力の抜け方、これは肩から上の力の抜け方ともいえます。

腹式呼吸では、呼吸する時に身体中の筋肉をつかって絞りだす。その圧力と勢いが狭い鼻腔にかかる。すると、どうしても鼻の奥に力が入ります。胸式呼吸は、息の量や勢いが少ないので、力は抜けやすいのです。

深層筋が発達すると、骨盤を落とせば、上半身は力が抜けていても全体は安定しているわけです。そして呼吸をするのに力まなくても、スーッと呼吸できるので、首から上の力が抜けるのです。密息や逆腹式呼吸はこの例です。

【響き】

骨盤の傾き、そして呼吸法によって、同じ声帯を持った人でも、出しやすい音の高さ、響きが違ってきます。

密息のときの響きはややこもっています。一五〇〜四〇〇ヘルツとなっていますが、これは男性のバリトンのあたりです。腹式呼吸ですと、三〇〇〜八〇〇ヘルツ、アルトのあたりが出しやすい。逆腹式呼吸ではもっと高く七〇〇〜一五〇〇ヘルツ、メゾソプラノのあたり。これが胸式呼吸になると、さらに高くなって女性なら一〇〇〇〜二〇〇〇ヘルツ、ソプラノかそれより高い音域です。

さらに、密息の場合は、極端に高い三キロ、四キロヘルツという音も出しやすい。シーッというささやき、子音のカサカサやギリギリというような音。雑音が大きくなる部分があるのですね。第十一章で詳しく紹介しますが、「倍音」という音が出てくるのです。

日本人の話す言葉は、子音とか濁音、シーとかザーとかそういう音が強調されると言われています。腹式呼吸で「今日僕はこれをしてさ、これが」と言うのよりも、ささやくように「これしてサ、これガ」と言うと日本的な発音が強調されるでしょう。故・田中角栄が倍音の豊かな声でした。おそらくかなり骨盤が倒れていて、密息もできたのではないかと思われます。

アメリカに留学していたとき、会話していてふと気づいたのは、体格や顔立ちは同じでも、日系人の英語は日本人の英語と、音質というか声の高さが根本的に違うということでした。日系人は総じて声が太く張りがあるのです。これは民族的なことではなくて、生活習慣による姿勢や呼吸法による違いだったのかもしれないと、後になって思いあたりました。

この表を見ると、息の量、安定感、吐く勢い、吸う速さ、力の抜け方のいずれにおいても、密息が優位であることが分かりますが、密息がいつでも誰にもベストチョイスということではありません。

たとえば、逆腹式呼吸を日常生活で使うことはほとんどありませんが、自然とは異なるやり方ですから、その分負荷が大きく、筋肉が鍛えられます。太極拳やヨガ、ピラティスなどのなかで、内臓や深層筋などを鍛える目的で行われているものです。

密息は尺八の演奏に有利ですが、爆発的な音やクレッシェンドを出したい場合は、腹式呼吸に譲ります。息を吐くとき、横隔膜だけより、腹筋も動員してギュッと絞れば非常に強い力になります。

一方、ピアニッシモを長く続けるのには、密息。身体を一つのポジションに固定して安定した息を吐くことが、腹式呼吸では難しい。尺八奏者は、密息も腹式呼吸も自由にできることで表現力の幅を広げることが可能なのです。

クラシックの声楽家はおおむね腹式呼吸です。この呼吸法は澄んだ響きが出しやすく、西洋音楽に向いているからです。しかし、呼吸量も勢いも少ない胸式呼吸を、あえて選ぶソプラノの歌手もいます。それは胸を引き上げ骨盤を立てることで、声を高く響かせることができるからだそうです。

甲野善紀氏が著書に書かれていたことですが、いま、部分的な鍛え方をしたがるけれども、それは良くない。釣り竿をどこか直して補強すると、今度は違うところが折れる。竿というものは全部の強さがバランスを保っているからしなるのだ、と。けれども今のスポーツ選手は、腿の筋肉だけとか、上半身とか、ある部分だけ強化します。「昔より肉離れが起こるのは何故でしょう」と書かれていました。

私もその点に賛成で、どこかを特別に鍛えて速く呼吸法をマスターするよりも、呼吸するうちに自然に鍛えられていくことが望ましいと思います。

呼吸は身体を鍛える手段ではなくて、自分の身体に即した自然で健康的な呼吸を見出し、それが落ち着いてできる身体を作ることが目的なのです。

第四章　骨盤の位置と姿勢

現代日本人はなぜ胸式呼吸なのか

伝統的な密息はできない、かといって西洋的な腹式呼吸もいまだマスターしきれていない、そのために胸式呼吸せざるを得ないのが現代の日本人の姿です。

吸うときに腹は自然に膨らみますが、吐くときには引っ込む方が現代人には多いと思います。

まず、骨盤を倒して、力を入れずに大きく呼吸してみてください。腹を膨らませるのは簡単でも、へこませるのは困難で、その動きで吐こうとしてもあまり量が吐けない。すると、次の息はあまり深く吸えず、胸だけに入っていく。力を入れないと呼吸がだんだん浅くなることが、実感できます。

骨盤が倒れているということは、基本的に息を吸った姿勢なのです。密息で使われるのは、息を吐いた時にも腹のふくらみを保持でき、本来ある位置から引き剝がすように、横隔膜を持ち上げられる深層筋です。現代人のように横隔膜を引き上げる深層筋がなくなると、密息は胸式呼吸になってしまうということです。

では、今度は骨盤をぐっと立ててみてください、ほら、へこませるのが楽になったでしょう。そのかわりに、腹を膨らませて息を吸うためには、ちょっと力まないと難しいのではないでしょうか。骨盤が立っているのは、吐いた姿勢でいるということですね。

西洋の人は、自然な姿勢をしていても骨盤が立っています。西洋人は骨盤が起きた、息を吐いた姿勢が基本で、そこから吸うために身体の外側の筋力があるのです。もちろん、特別な訓練ではなく、日々そうやって呼吸をすることで自然に身についた筋力です。

さて、皆さんは子供の頃、よく注意されませんでしたか。椅子に腰掛けるときに腰を折るなとか、立ったときに胸を張れとか。いや、帰宅時の通勤電車のなかでは、大人でも腰を折って腰掛けている情景をよく見かけます。

生活の様式はかなり欧米化し、自宅に和室のない家庭も珍しくない昨今ですが、私たちにとっては、骨盤を少し倒した状態が、実は自然で楽な姿勢なのです。日本人はお尻が垂れてるとか言いますが、肉が下がっているのではなくて、自然な姿勢として、基本的に骨盤が後ろに倒れているのです。

それは、骨盤を起こしたまま維持するような生活をしてこなかったということ。私たちが腹式呼吸を自然に行うようにならない理由も、姿勢にあったのです。

それは、西洋的な尺度での美的感覚やスタイルからみれば、なんだか残念に思えるかもしれません。また、腹式呼吸をする上では、意識すべきことや、訓練して筋力をつける必要があります。トレーニングをする前に、まず骨盤のポジションを意識しないと、腹式呼吸もうまくできないと思います。

……こうしてみると、「密息」は、現代の私たちにとっても、むしろ自然な呼吸法であると言えると思います。ただ、骨盤を起こした姿勢を「正しい姿勢」とする考え、腹式呼吸の奨励、生活様式の西欧化などによって筋力が衰えたために、やりにくくなっているだけなのです。

いま骨盤が倒れているとか、胸式呼吸であるということは、まだ腹式呼吸に移っていないことを意味しているので、少し鍛えれば、すぐに密息に戻れるというわけなのです。第二章の冒頭で示した「密息の方法」の初級段階は、とくにがんばらなくても楽々とクリア出来るわけです。

密息が出来なくなった身体

骨盤を立てて、身体全体を大きく使う腹式呼吸。この呼吸法は、西洋人のような骨格と骨盤のポジション、厚い表層筋を必要とします。対して密息は、身体を動かさず横隔膜だけを深層筋を使って上げ下げしています。現代日本人の多くは、密息は出来ず、しかし腹式呼吸にも移行しきらない、胸式呼吸をしていると思われます。それは私たちの身体にどのような変化をもたらしたのか、考えてみましょう。

1　呼吸の浅さ

最近の若い人たちを見ていて気づいたことは、口を開いて呼吸していることです。鼻から息を吸えていないのではないか。深層筋も腹筋も弱いために、肩を上げ下げして胸式呼吸をしているからではないでしょうか。

口で吸うと、口腔が渇いたり喉に負担がかかります。口で、浅く短くしか吸えない胸式呼吸は、最も空気の摂取量が少ない呼吸法です。そして、それは生命にとって危険な状態です。

睡眠や休息などをつかさどるのは副交感神経ですが、速くて浅い呼吸は交感神経を刺激しますから、常に心身が活動状態にあってやすまらず、ストレスが溜まりっぱなし。今や日本社会全体が深い呼吸を失い、ストレス体質、緊張体質になっているように、私には思えてなりません。

深く、ゆっくりした呼吸は、さまざまな効果があると言われています。北一郎氏の著書『図解雑学　呼吸のしくみ』(ナツメ社)には、その効果について次のようなことが書かれています。

「(一)　セロトニン神経の活性化により元気になる
(二)　自律神経のバランスをとることにより循環器系、内分泌系、免疫系機能の調節を行い、ホメオスタシス(恒常性)の維持をもたらす
(三)　ガス交換を活発にすることにより疲労を回復させる
(四)　腹腔内を刺激することにより消化、分解を促進する
(五)　意識覚醒を高める
(六)　痛みを抑える
(七)　筋活動を支える
(八)　α波が出ることにより落ち着き、リラックスさせるとともに集中力が高まる」

呼吸によって、これだけの影響があるのです。文字どおり「呼吸で身体が変わる」わけで

すから、ゆっくりと深い呼吸を心がけたいものです。

2　姿勢の崩れ

電車のシートで脚を投げ出したり、足を開いている人もよく見かけます。行儀が悪い……と思っていましたが、最近はそれが彼らの筋力の衰えによるものだとわかりました。骨盤を倒していても、健全な筋力ならば脚は閉じておけますが、下腹から大腿にかけての筋肉が絶望的に弱いからそれが出来ないのです。

コンサートを聴きに行って、日本人の演奏家が膝を開いて脚を交差させて腰かけている様子も幾度か目にしたことがあります。待機中とはいえ舞台の上、外国人ではまず見かけない光景です。

電車の揺れに踏ん張れないで将棋倒しになる、山など足場が少し悪いと簡単に転ぶ、これが年取ったご婦人ではなくて、十代や二十代の若者の話なのです。

立ち、歩くという生活するための根本となる腰や下腹、そして足の裏の筋力が衰えている証左と思われます。これらはすべて、日本人が密息が出来なくなったことと大きな関わりを持っています。

3　予備動作の増加

かつては予備動作＝反動をつけるということは、日本人のしぐさにはあまり見られないものでした。立つ、座る、トビラを閉める……子どもたちも中学生くらいになれば、反動をつけたような立居振舞いは慎むようになりました。

ところが、現在は日常的な立居振舞いにも、加速度を持った動き、予備動作をすることのほうが当たり前になってきているように見えます。

反動をつけず加速度もつけない等速運動というのは、実は身体の安定性と強い筋力がないと制御することができません。小笠原流礼法の稽古では、ただ単に、静かに立つ、座る、だけでも、大の男がフウフウ言って大汗をかくほどだそうです。日本古来のごく普通の動作が、現代人には重労働になってきている、ということでしょうか。

いま、剣道というとステップを踏むように跳ねて、竹刀を上下させるというフェンシングスタイルが一般的になってしまいました。私たちにとって剣といえば静かに立会い、すさまじい気合一閃、どちらかが倒れる、という時代劇のシーンです。イメージと現実とがこれほど乖離した例も少ないのではないでしょうか。

密息によって自分の身体が静止していることが、予備動作なしの動きを可能にしていたのです。呼吸のしかたが変わったことの影響が、ここにも見て取れます。

4　あがりやすさ

日本人があがりやすいという特質は、実際にあると思います。その原因のひとつとして、胸式呼吸が挙げられるのではないでしょうか。

結局ゆっくりと呼吸できないということが、マイナスの相乗効果を生むのです。

ここ一番というときに緊張すると、息が浅くなってきます。もっと吸おうと思うと身体に力が入ってきます。胸も腹も広がらないので、ますます息が吸えなくなり、緊張が倍加します。すると、ふだんできることもできなくなります。この悪循環が「あがった」状態に拍車をかけるのです。

ここでたっぷり一回息を吸えれば、悪循環は断ち切れる。とりあえずは深呼吸です。しかし深呼吸する時に何が問題かというと、息が浅くなっている時は、日本人のわれわれでも、骨盤が立ってきてしまうことです。「気をつけ」の姿勢になっている。骨盤が立っているのは、息を吐いた状態です。ここから深く吸い込むには、西洋人並の腹筋がなければいけないわけです。だからその筋肉を付けるか、逆に骨盤を倒す。腹式呼吸か密息のどちらかをマスターするということではないでしょうか。

まず、骨盤を倒してみましょう。その姿勢からゆっくり上体を起こしながら、鼻から息を吐き出しましょう。その後なら、たっぷり息が吸えます。

呼吸がしっかりすれば、それによって身体の安定も保たれるし、リラックスして集中力が高まることは、実験でも実証済みです。

結局、身体が緊張すると心も緊張してしまうわけです。あがりそうなとき、あがってしまってからでもかまいません。骨盤を倒す、そしてゆっくり吐いてから、深呼吸をする――これを試してみて下さい。

III　日本人の身体

第五章　密息はいかにして生まれたか

自然環境

では、なぜ密息が、この日本で生まれたのでしょうか。これから具体的に見ていきましょう。

日本人が、密息という独特の呼吸法を身につけるようになった要因は、なんといっても自然環境が大きいと思います。まず、国土のうち山岳地帯が七五パーセントも占めています。そのため傾斜の急なところが非常に多い。

さらに気候が湿潤で、土壌が軟らかく、全土にわたって植物が繁茂しています。

つまり、(a)山地が多く、(b)傾斜がきつい、(c)湿潤で土が軟らかく、(d)草木が多い、などの条件が重なって、古来から日本の国土はとりわけ足場の悪い環境にあったわけです。傾斜がきつく土質が軟らかいとなれば、腰を落とし膝を曲げなければ立っていることすら難しい。

しかも日本の樹木の在来種は多くが落葉性の広葉樹でしたから、冬ともなれば枯葉が散り敷いて、これもまた足場を不確かなものにします。

また、稲作が中心になる前には狩猟採集が生活手段でしたが、それも広大な原野を駆け巡るというよりは、山間部、生い茂った草木のなか、あるいは広葉樹の落ち葉のなかで、行っていたはずです。植物が豊富なところでは、動くととりわけ音が立ちやすい。見えない獣に気づかれないよう用心して音を殺して歩き回ったり、不意の攻撃に備えて、瞬時に行動に移れるよう、常に中腰を保っていたことでしょう。

労働環境

稲作技術が大陸からもたらされて後、湿潤な気候を生かして全国で水田がさかんに開墾されていきました。水田作業では足腰を踏ん張る姿勢が不断にあったはずですし、腰と上体の動きを一体にしなければ移動することができません。

フランスの文化人類学者オギュスタン・ベルクの著書『空間の日本文化』（ちくま学芸文庫）に、これに近いことが述べられています。

「平坦な低地は全国土の一三パーセント、やや高い『台地』は一二パーセント、種々の『山麓地』が三パーセント、つまり全体で二八パーセントで、各種の耕作がその半分を、水田がそれだけで三分の一を占めている。」

「早くも奈良時代には水田一ヘクタールにつき、平均〇・九トン（下田）から一・六トンに近い（上田）収穫をあげ、一八世紀には、一ないし二・七トン以上に達するが、この数値は現在の第三世界の大部分の国にまさっている（一九七八年、インドでは一ヘクタールにつき二トン、ブラジルでは一・三トン）。」

奈良・平安の頃に、もう単位面積当たりの収穫量は二十世紀後半のブラジルを超えていたというのです。なぜそんなに日本人が労働を集約して効率をもとめたのかという理由はわかりませんが、とにかく足場の悪いところで踏ん張るために、腰を落として作業せざるをえない、その特殊な状況は、古代から中世、近世、近代にかけても連綿と続いたというわけです。骨盤を後ろに倒し、その姿勢で活動することによって、足腰は強靭に鍛えられていったはずです。

生活環境

それと似た事情が、生活環境にも見えます。

(e)床（畳）文化で、座る姿勢、そこから立つ動作が日常的であった。
(f)着物の帯は腰骨を巻くように結び、下腹を固定する姿勢が自然だった。

矢田部英正氏が著書『椅子と日本人のからだ』（晶文社）でこう記しています。

「外来文化の影響を受け易い日本人の気質は、一見今も昔も変わっていないようだけれども、もう少し長いスパンで歴史を見てみると、たとえば大陸との交易が下火になって日本独自の『国風文化』の形成される頃には宮廷でも寺院でも椅子はまったく姿を消して、ほとんどすべての日本人は床坐にもどってしまう。あるいは徳川幕府が鎖国を布いて南蛮貿易が制限されると、室町時代に一部流行していた椅子やベッドはまったく使われなくなり、畳や床の上に直接腰を下ろす生活にもどってしまうのである」

氏はその理由として、日本の住居空間を決定する視座、背後にある禅の影響、肚に重心をおく身体感覚などをあげています。

現代では、畳の和室がまったくない洋間だけの住居も少なくなく、その環境に生まれ育った子どもたちが増えて、日本人もついに椅子文化を取り入れたかのように見えます。でも、ホームパーティなどで打ち解けた雰囲気になると、ソファーからおりて、思い思いに床に座ってしまう光景をしばしば見かけるのは、なかなか興味深いことです。外国ではそれほど見かけないので、寛いだとき、寛ぎたい気分のときに身体が要求する姿勢が、日本人にとってはあいかわらず床に座る姿勢であるということの表れなのかもしれません。

腰掛けない畳の生活は、足から下腹までの筋肉を非常に使います。立ち座りをするたびに、あたかも運動選手のスクワットのような動作を、一日に何百回にもわたってお年寄りから子供までみながやっていたわけです。何世紀にもわたる日々の習慣は、日本人の身体を大きく変えたにちがいありません。

着物の帯は臍の下、腰骨に巻くということは、おそらく現在の多くの日本人には実感のないことでしょう。齋藤孝氏が『身体感覚を取り戻す』(NHKブックス)のなかで紹介しています。

「最近、私は二〇代の青年たちと同宿する機会があり、ひとつ驚いたことがある。それは、宿の浴衣を着たときに彼らが、帯をみずおちのあたりに巻いていたことである。みずおちとは、胸と腹の間の少しへこんだ部分のことであり、かつての日本でいえば、そのようなへそより上の位置の帯の締め方は、男子では子どもの締め方である。体格のいい青年が、子どもの帯位置で帯を締めていることに対して何の疑問も抱いていないのは、不思議な光景であった」

帯を締める位置は身体感覚に直接関わる問題であり、このような姿は「腰肚《こしはら》の感覚が衰退したことを意味している」と氏は憂えています。まったくそのとおりなのですが、しかし、若い人たちでも、着物を四回、五回と着るうち、だんだん着崩れなくなるのです。それは着慣れて立ち居振舞いが身につくからとか、動きに制約があって飛び跳ねられないからだといいますが、実はそうではありません。

着物の着付けがわかっている人は、帯を男性なら腰骨、女性も腰紐は腰骨のところで結びます。下腹が固定されると、そこに意識がいきます。「帯は腹が拡がる力に抵抗する。この帯の抵抗は、力を殺すものではなく、むしろ腹の力を引き出す働きをしている。帯があることによって下腹部が前に張られれば、腰骨のところが引き締められる」（前掲書）と齋藤氏が述べているように、帯があることによって、人は自然と腹を張るようになる。これはまさに、「密息」の基本となる姿勢に他なりません。つまり、密息ができてくると着崩れないわけです。若い人でも、回を重ねるごとに、だんだん着崩れなくなるのは、無意識のうちに、身体が密息をしはじめるからです。着物と帯という伝統的な装束が、かつて日本人の呼吸がいかなるものであったかを如実に伝え、また現代の私たちにどのように呼吸すればいいのかも教えてくれます。帯をいつも内側から腹でグッと押し、その間に着物を挟むようにすれば、着崩れなくなるとわかる。ところが外国の人は、何べん着ても着崩れる人が多い。動きをいくらおとなしやかにしていても、腹式呼吸なので腹部が収縮し、そのたびにこの間が空いて、帯と着物がズレてくるということです。

帯とベルトは似たような形ですが、まったく違う働きをしていることに気付かされます。ベルトは腰骨より上の胴に締めて腰骨より小さい輪を作り、そのベルトとともにズボンがずり下がらないようにするものであるのに対し、帯は、腹と帯との間に着物を挟み、それによって着物が動かないようにする役割をしています。ですから、帯を身につけるときは腹を張る、膨らませるということが必要であり、ベルトは、身体の状態いかんにかかわらず腰骨で止めるものであるといえます。

これらの環境的要因によって、日本人は固有の姿勢と身体性を獲得していきます。

姿勢と身体性

さて、このように自然環境の諸条件から腰を落として骨盤を倒し、膝を曲げるという姿勢が恒常化し、そこで生活することで骨盤を倒して下腹を張りつつ呼吸するという身体条件が自然にできあがっていったと思われます。

姿勢ができ、密息をするようになると、日常の環境のなかでそれが維持され、強化される。

呼吸と環境がフィードバックしあって発展していくということです。たとえば、床の文化ということもそうですし、着物もしかり、そのなかで周囲が密息により身体の安定と静止感を保っているわけですから、そこで音を立てると非常に目立つ。不用意な身振り手振り自体が騒がしく映るという静けさです。

子どもは呼吸も身振りも発声もともに制御できない存在であり、成長するということはそれらが制御できるようになり静かにできるようになる、ということです。

そして、そうやって呼吸しながら成長するということで、足腰の外側にもそして内側にも、非常に強靭な筋力を備えることになる。強い筋力をもって可能になる生活様式が、何世紀もの間にゆっくり完成されていったわけです。

腰を落として作業や歩行をするということには、たいへん強靭な筋力を必要とします。この姿勢は現在ではスポーツのなかで限られたアスリートによってしか見ないように思いがちですが、しかし日本の古い伝統芸能では、しばしばそういう場面に出会えます。

岩手県の早池峰《はやちね》神楽。三番叟《さんばそう》というおじいさんが出てきていろいろおもしろい身振りをします。そこへ道化が登場し、自分も真似をして、ちょっとずつ間違えながらいろいろな仕草をする。そのあげく、三番叟が腰につけた紐に足をかけて片足で踊り始めると、道化は（おそらく一番の名手だと思われますが）、自分の懐に足をひっかけて同じように踊り出します。関節の柔らかさに加えてその状態でひょいひょい跳んだりするわけですから、すさまじい強靭さが必要です。

また、宮崎県椎葉村《しいばそん》の神楽では、中腰の、四股《しこ》を踏んだような姿勢のままで相手を追いかける仕草をします。速いテンポのそれが十分以上も続きます。これも、都会人の私たちにはもはや不可能な姿勢、動作です。

こういった神楽は各地にありまして、それらを調査研究なさっている民俗音楽学者の小島美子先生の『音楽からみた日本人』（NHKライブラリー）によると、彼らは常に骨盤を倒し、足の親指の付け根で立っているのだそうです。膝も足首も柔軟で、左右の足のどちらにも重心が移せるよう、かかとは紙一枚ほど浮かしている。息も長く、呼吸法が上手。これらダイナミックで強靭な山岳地帯の芸能は、日常の身体の使い方の伝統が基礎になっている、ということでした。

さて、日本人の、骨盤を倒し膝を曲げるという姿勢、密息、強い筋力などの身体条件は、どのように発展していったのでしょうか。基本的な動作から、みていきたいと思います。

立ち方——重心の位置

歌舞伎の舞台に立つ役者たちを眺めていると、その演目のよしあしとは別に、気づくことがあります。

華やかな立役者たち、たとえば幸四郎、団十郎、松緑などの姿勢は、抜きん出て堂々たる貫禄のあるものに映りますが、現代の私たちの立ち姿とは少し異なっています。

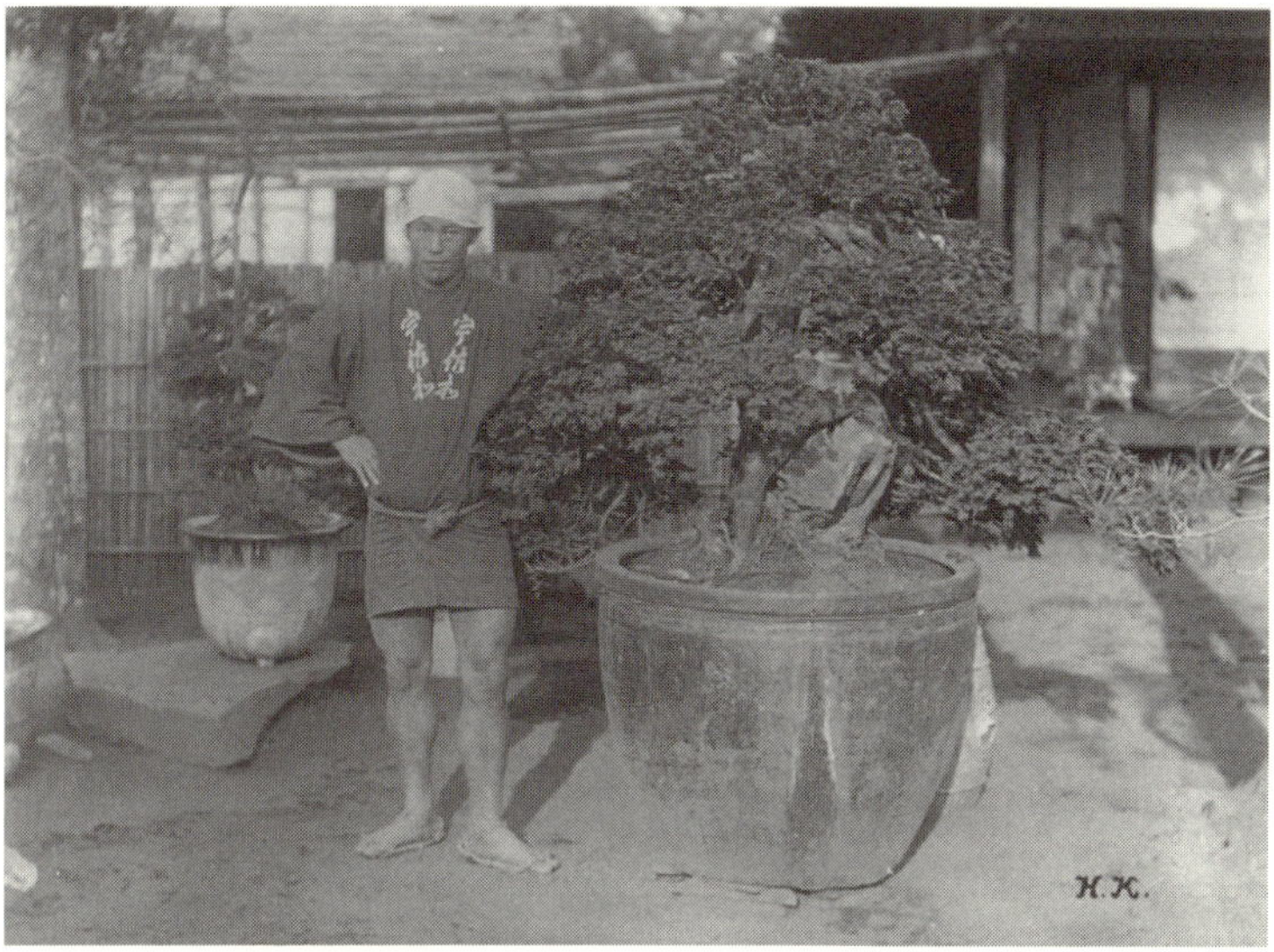

東京　植木屋で　1882－3年　ウーグ・クラフト
(『ボンジュール・ジャポン』朝日新聞社より)

長い着物を着ていると、その姿勢がはっきり見えないことがありますが、ちょっと裾を端折ったり、町人姿の時に、現代人の姿勢との違いがよくわかるはずです。とくに奴《やっこ》さんの扮装をした時などには、その姿勢の違いが際立ちます。

ややガニ股で、足先が少し外に開いています。それは膝を伸ばし腹を引き上げ肩を開くという西洋的な美意識には当てはまりませんが、それがまた、とてもカッコいいという姿にも感じられます。

これらの違いは、重心の置き所にあるのです。

骨盤を起こした西洋の立ち方では、重心は左右の足、あるいはその中間にあります。「休め」とか「コンパニオン立ち」など直立不動以外のポーズをとる時に自分自身にもはっきり分かるように、西洋式の立ち方は重心が容易かつ極端に移動します。

いっぽう、かつての日本人の立ち方は、膝をわずかに曲げ、腰を落とし、しかし上半身は前かがみにならないので、重心は両足の間よりやや後ろに来ます。

さて、立ち姿といえばもう一人、例に挙げたい人がいます。舞いの名手、武原はんです。彼女の特殊性は、その立ち姿にあると言われています。彼女は舞踊において優れていたのみならず、舞台で誰もしなかった立ち方をしています。膝を曲げていますが、片方の足を後ろに引いて体重を支えています。本来の重心を、半歩引いた足に乗せたわけです。これによって腰が伸び、膝も少し伸ばして、重心は高く、足元が一段すっきりと細く、すらりと見えます。

彼女と同時代の舞いの名手たちは、腰をかがめ膝は曲がって、腰から下が短く見えます。

つまり、武原はんは、良し悪しは別として日本の舞踊に近代化の改革を行ったと言えます。

日本人独特の立ち方は、日本人特有の動き方をも生み出しました。これが西洋式の姿勢を強制されるまで連綿と続いた日本人の自然な姿勢でした。まさに「密息の方法」で具体的に述べた身体のポジションの条件そのままです。明治期の日本人を写した写真にもその様子がはっきりと見て取れます。

歩き方——ナンバ歩き

少し前のことですが、武智鉄二の著書『伝統と断絶』(風塵社)のなかで、はっとする一節に出会いました。曰く、

「日本人は元来、西洋的な意味での走るということができなかった」。

身体を傾けてコーナーを曲がるということを舞台芸術に取り込んだのは、明治十三年生ま

れの二代目市川左団次です。大正五年、「番町皿屋敷」の初演で、彼が初めて花道から舞台へ身体を傾けて走ったとき、生まれて初めてそんなかたちを見た観客はおそらくあっけにとられ、またさぞかし沸いたことでしょう。それまではそういった走法は日本になかったのですから。この役者はイギリスに留学し、西洋的な動作を歌舞伎に持ち込んだと言われています。

では、それまでの日本人はどのような走り方、あるいは歩行をしていたのでしょうか。最近、よく知られるようになった「ナンバ歩き」です。身体をねじらないで、同時に左足と左手を、右足と右手を前に出す。これは今でも小さな子どもですとか、お年寄りにときどき見られる光景です。

かつての日本人の身体的特性からいえば、必然的な歩き方だといえます。仙骨が倒れていると、重心が後ろにあることになり、手と左右逆側の足を出しにくい。常に骨盤を後傾させた状態で立ち歩いてみるとすぐにわかりますが、重心を右、左と移動させることなくスムーズに歩行できるかわりに、加速することは難しい。速く走るには、むしろ重心の移動が必要なのです。

「日本人は他の人種と比べても、骨盤が最も後ろに倒れている」

――最近引退した、百メートル十秒〇〇のアジア記録保持者の伊東浩司はこう語っています。黒人の骨盤というのは前傾していて、それがスピードを速める鍵になっている。しかし日本人の骨盤は後傾しているので、とにかくそれを克服しようと思って、自分の骨盤の位置を変えることを必死に試みていた。それが、アジア記録に結実したというのでした。

では、加速には不向きなナンバ歩きという歩き方のもっている利点とはなんでしょう。一つは、重心の移動が少なく、安定しているということです。

西欧の人のように骨盤を起こして歩くと、重心が右足から左足に移っていくのだけれども、これは移るのを利用して歩いているといえる。つまり前に倒れ掛かっていくわけです。右足から左足へ完全に重心を移動させていくので、非常に揺れるわけです（「鉄人28号」を想像してもらえばよいと思います）。

しかし、「ナンバ歩き」の場合、前に倒れ掛かっているわけではなくて、重心は腰にあるので、片足に全ての重心があるわけではありません。右足の次に左足を出した時も重心が右足から左足に完全に移っていく訳ではありません。だから常に重心の位置が一定していて、とても安定した歩行ができるのです（ホンダの「アシモ」に似ています）。

不安定な足場の悪いところを歩きやすいということでしょう。山の斜面、水田、腰まで水が入った子供用プールなどで試してみてください。現代人である私たちが普通に行なっている、逆側の手足を出す歩き方だと、転びそうになったり、水に押し戻されてしまったりで、想像以上に困難です。しかし、「ナンバ歩き」ならば、安定するし、水を押し切って進むことも容易です。山の斜面、水田など足場の悪い所で働くには「ナンバ歩き」でないと上手く行きません。

もう一つは、動作までの速さ。いわゆる予備動作がいらないことです。

甲野善紀氏がその著書『古武術に学ぶ身体操法』（岩波アクティブ新書）などの中で、「捻《ねじ》らず、うねらず、ためない」予備動作のいらない身体の使い方について述べています。

この原理は次のようなことと考えられます。骨盤が起きていると、各関節が伸びます。すると胸と腰が分割され、何かをする時に常に腰を動かしてから胸を動かすというような2アクションになります。いっぽう骨盤が倒れていると、胸と腰が一体化する。身体全体が一体化すると言っても良いでしょう。すると何かの動作をする時に1アクションで行うことができます。準備のための動作も要らないわけです。

それによってスピードが出ます。胸と腰が一体化されているというと、いかにも力が入っているようではあるけれども、骨盤を倒している限りでは、逆に力が抜けて全身がリラックスした状態だから力が伝わるのも速いのです。

動作と生活道具

1　しゃがむ

腰をしっかり落とした「しゃがむ」という動作は、外国では見たことがありません。しかし、日本では、ほんの少し前まで、ごく日常的に見ることができました。

さまざまな労働や作業の合間に、人々はしゃがんで休憩しましたし、子どもの伝統的な遊びの中にも、「ハンカチ落とし」「かごめかごめ」など、数多く見受けられます。大縄跳びで、しゃがんだ姿勢から跳躍を繰り返す「郵便屋さん」は、大変な運動量なわけですが、女の子たちがごく当たり前に遊んでいました。トイレといえば和式トイレ、しゃがむものでした。

2　ひく——かんな、のこぎり、包丁

骨盤を倒した姿勢による道具といえば、「かんな」や「のこぎり」です。

西洋式ののこぎりは、押して切るのです。押してもしなわないような鋼鉄で、ガリッガリッと押し切る。けれど日本人の骨盤は倒れています。骨盤が倒れていると、押す力は弱いの

です。だから引く。このような身体的条件が日本特有ののこぎりを作り出しました。

子どもの頃、山芋や味噌を擂る「すりこぎ」と「すり鉢」の扱いを父に教わりました。力をいれてぐらぐらやっていたのでは中身がこぼれるだけで一向に擂れない。腰を落として安定した体勢でこねるとうまく擂れるんだというようなことを、昔の親たちは子どもに見せて学ばせたのだと思います。

包丁の種類は和包丁が用途によってかたちのバリエーションが多いということをのぞき、基本的には西洋と日本で目立つほどの違いはないようです。ただし、使い方にはやはり特徴があって、日本では魚をおろすときも千切りをするときも、包丁を手前に引くようにして切ります。そして引き切るときには刃先の部分を多く使います。切っ先の鋭い部分を使うには、やはり腰を落として安定した姿勢で使う必要があります。

西洋では、体重や包丁の重みをうまく使って上から押し切るような動作をよく見かけます。これは食材や料理方法の違いもあるでしょうが、骨盤が立った状態では、引くという動作によって重心が不安定になるために、上から押すほうが自然だったからだと思われます。

3　ひく――大八車、リヤカー

いま工事現場で「ネコ」と呼ばれている手押し車を見かけますが、これもかつての日本に

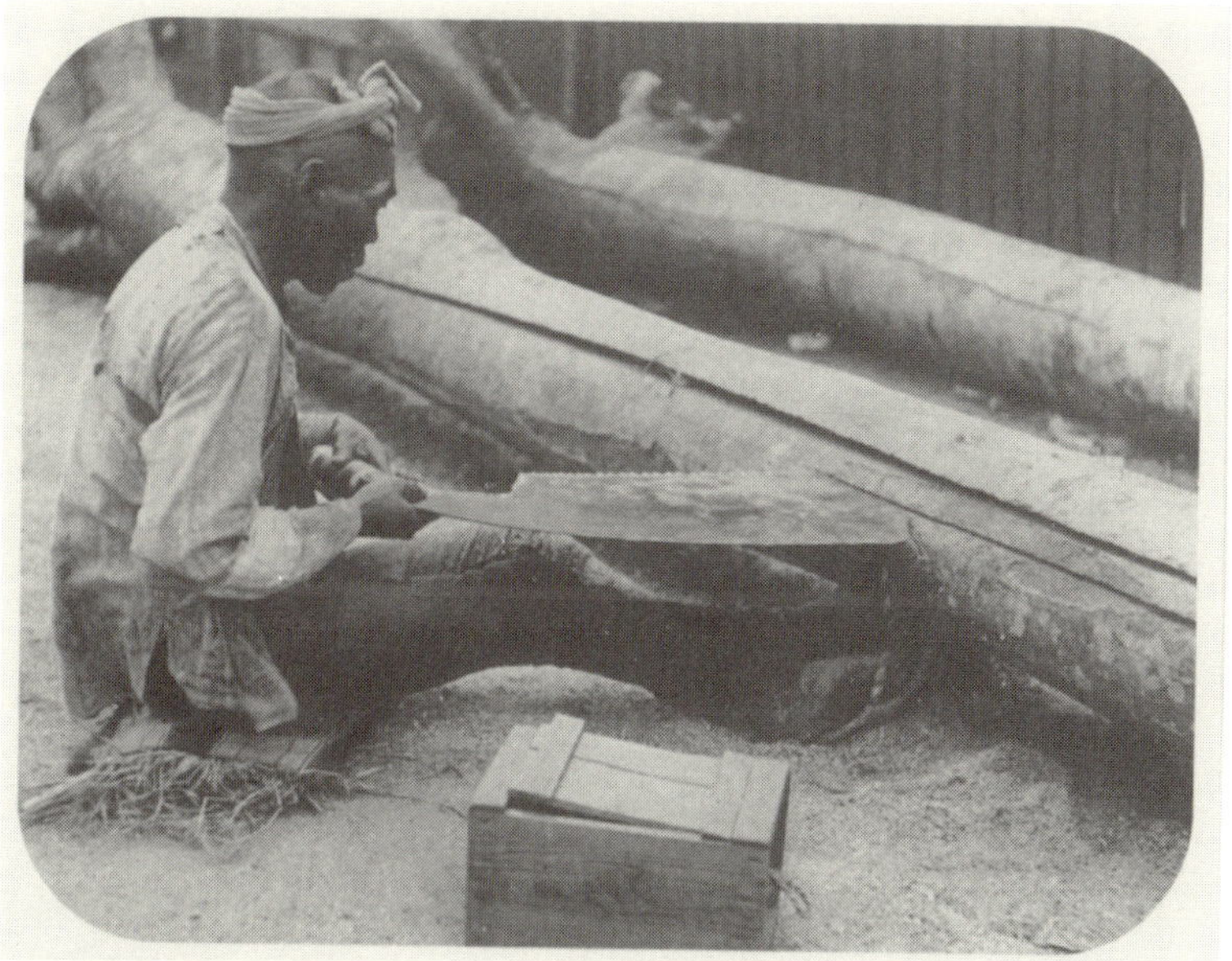

木挽の老人　1890年　モース・コレクション（『百年前の日本』小学館より）

はない道具でした。ものを運ぶ道具は、大八車にしろリヤカーにしろ、基本的に「曳《ひ》く」ようになっていました。

実際にそれらの道具を使ってみるとわかりますが、骨盤を立てて曳こうとすると、とても難しい。昔の運動部の特訓で、地ならし用のローラーを曳いて足腰を鍛えるようなことが行われていましたが、そのときも「腰を入れろ」「膝を伸ばすな」と教わったものです。

逆に骨盤が後ろに倒れて腰が落ちた姿勢でいると、押すという動作はやりにくいものです。手押し車を押すときは、体重をかけるために、誰しも腰を伸ばして重心を高く保つようになるのです。

4 かつぐ――神輿

これも父から聞いた話です。私の父は岐阜県安八郡の出身ですが、その地方にある神輿はたいへんに重いもので、これを三十人ばかりでかついで猛スピードで駆ける。しかも、上下には微動だにしないで実に見事にスーッと運ばれて行くのだといいます。超重量級ですから、上下動させたりしたら、たいへんなことになってしまうわけです。

ところがここに、都会に進学したり働きに出たりして、休みに戻った若者が一人でも混じると、もう神輿が「笑って」しまう。がたついてしまうわけです。そして重みがかかり全員の肩がすりむけて、往生したというのです。

父の若かりし頃の思い出ですから、戦前、あるいは戦後すぐの話です。あの時代は、まだ日本人の骨盤はふだんから後ろに倒れていて、上下動しないでものをかついだり走ったりできたのでしょう。そして、都市部での生活習慣はそろそろ西洋化していて、骨盤が立った姿勢への移行が始まっていたのだと思われます。

もしかすると日本の各地で、それまでの身体性が前提となって作られていた神輿や祭の道具が、しだいに使われることがなくなったり、軽量化されたり、使い方に変化が生まれて行ったのではないでしょうか。

浅草の三社祭の神輿は、「セイヤ」または「ソイヤ」とリズミカルな掛け声をかけて二拍子で上下動させますが、あの掛け声も戦前は「ワッショイ」だったそうです。

昔は神輿が重くてしかも江戸前のかつぎ方では練り上げるので、ワッショイと言っていたのを、戦後軽くなった神輿を誰かが「セイヤ、セイヤ」とやったのが粋な感じだったので、瞬く間に定着して、小刻みにしゃくりあげるようになったとか。骨盤が立っていると高い位置でかついだほうが楽ですし、スピーディで狭い商店街をかつぐのにも適していたからでしょう。ちなみに深川の地域では、今でも「ワッショイ」で、「セイヤ」の掛け声は使ってはならないそうです。

Ⅳ　密息から見えてきた日本文化

第七章　静止する文化

静謐の国

朝鮮を詩的に表した“the land of morning calm”という言葉があります。「鮮」という漢字が「鮮やか」ではなく「静謐」を意味するところから来ているそうですが、私は日本こそ“the land of calm”静けさの国、静謐の国と呼ぶにふさわしい文化的特性を備えているように思われてなりません。

日本文化の豊かさ、独特さについては、よく知られるところです。外国の文化を取り入れつつも、島国であることで独自の発達をとげ、長い時間をかけて他に類を見ないユニークで洗練されたものになっていったと、とらえるのが定説でしょう。これに加えて私は日本人の呼吸法の影響が色濃く投影されていると考えています。

固有の風土と生活習慣によって、日本人は重心が落ち、中心感覚に優れた身体を獲得しました。この、常に骨盤を倒した姿勢と脚・腰・腹の強さによって行う「密息」という呼吸は、自分自身も周囲をも「静けさ」のうちにとらえる感性を培ってきました。静謐な世界では、精神は鎮静化し、感覚が鋭敏に研ぎ澄まされ、小さな変化をとらえることができるようになります。とくに細部への偏重は強くなり、そこから「主構造」よりも「従構造」を重んじる思想が生まれてきました。このことが日本文化を大きく支配したと言っても、過言ではありません。

「密息」がどんな感覚を生み、いかなるかたちで日本固有の文化に反映されているか、具体的な例に即して検証してみましょう。

忍者の「気配を消す」術

よく、忍者の映画などで「気配を消す」という言葉が出てきます。「気配を消す」というのはいったいどういうことなのでしょう。ただ静かに動かないということと、気配を消すということは、どうちがうのでしょうか。

逆に、人の気配を感じるのはどういうときかを考えてみると、よくわかると思います。別にしゃべったり物音を立てていなくても、身じろぎ、息の音、呼吸による身体の揺らぎ——

そういったもので、私たちは生きものの気配を察します。

街中へ出て、おやと思うような強い気配を感じると、それが外国人だったというような体験があります。視線や発声、また身体の動きなどが日本人より強く感じられる。これは、呼吸のしかたのちがいだと私は思うのです。

ただひたすら静かにしようとしても、「気配を消す」ことはできません。まずは、骨盤を倒し、腰より上の部分と腰とを一体化させ、揺らぎをなくします。次に、極端に長く吐く密息をすると、息の音、息による空気の動きが止まります。さらに、下腹から胸まで膨らませることで、呼吸による身体の動きを極力抑えます。これには、深層筋を非常に使います。

もともと密息が根底にあった昔の日本人は、肉体の動きを意識的に止めることで、生命体の発する力を抑えることができた。これが実は「気配を消す」ということなのです。

歌舞伎や文楽の名人芸

文楽の男役のつかう人形の頭《かしら》は、八キロ以上もあるそうです。それを人間国宝の吉田玉男師匠が抱え上げて、一時間も二時間も演じる。義太夫の科白がないときにもいちいち退場せず、脇で控えているようなシーンがよくありますが、そんなときも人形が微動だにしません。

呼吸すら感じさせない、見事な静止。大正八年生まれ、御年八十七歳になる玉男師匠の至芸です。

第六章の立ち方のところで挙げた、歌舞伎の四代目尾上松緑、彼の存在感もまた、圧倒的なものです。身体の大きさや動きの速さではなく、「間」という時間と空間を自在にあやつる演技で他の追随を許しません。

一度お話をうかがったことがありますが、とくに呼吸のしかたを意識したという記憶はないけれど、もの心つくかつかないかという幼い頃から稽古場で父親の振る舞いを見て育った。そのことで腹を保って息を吐くということが刻み込まれたかもしれません、と語っておられました。姿勢やしぐさ、そこにおける呼吸は、身体で摑むしかないということを、伝統芸能の担い手たちは知悉《ちしつ》しているのでしょう。また、着物を身に着け、帯を骨盤の上に締める日常が、古来の日本人の身体を保たせていることも、大きいと思います。

ある舞踊家が、「中村歌右衛門の尾骶骨の先には、伸縮自在の矢印がついた棒がついていて、それが舞台の上の最適な重心の位置を探し、その上に乗って空中を舞っている」と評していました。

西洋人の歩き方では、歩を進めるごとに右足から腰へ、腰から左足へと重心が移ります。しかし骨盤を大きく倒すと、常に重心は骨盤または尾骶骨の下あたりにあり、この姿勢の特徴は重心の移動が少ないということです。ホンダの歩くロボットもこの姿勢をとっています。おそらく重心をあまり移動させない方が歩行させやすかったのでしょう。重心を移動させるとバランスをとるために身体全体がそれに応じて動きます。しかし重心が一定ならば、足を動かすだけで移動が可能。すなわち、腰とそれを支える一本の足以外全ての部分を独立して動かすことができます。自由になる部分が多くなる。重力系から独立した動きができる。それにより、あたかも空中に浮んだような動きをすることもできるわけです。

日本の仕舞と、たとえば西洋のダンスを比較してみましょう。目立った表現の違いといえばジャンプです。躍動的なダンスの場合、飛翔感を表現するには、高く飛び上がるとか回転するなど、実際に足から重心を外さなくてはなりません。仕舞では跳び上がりません。ところが、ほんの少し足を浮かせて止まっただけで宙に浮かんでいるような飛翔感があります。つまり演じる側、見る側両者の静止の意識の有無によって、感覚も左右されるという証左です。

書道、香道の奥義

齋藤孝氏は『呼吸入門』(角川書店)の中で、

「書は呼吸の芸術です。筆の運びと息との関係がストレートに文字に現れます。一息ですっとまっすぐ線を引かなければならないところで息を吸ったら、流れが途切れてしまって伸びやかな線は生まれない。筆を止めるところでは、息を溜める。また、筆を撥ねるところではぐっと溜めた息をすっと吐き、筆を抜くところでは息もゆるめて吐いていく」

と、筆遣いと息づかいの呼応を明快に述べています。

書は、平安期にひらがなが普及した頃からすでに、洗練された文化として開花していました。『芸術新潮』(二〇〇六年二月号)特集「ひらがなの謎を解く」で書家の石川九楊氏が、屏風や襖に貼り込むために書かれた『古今和歌集』の歌について解説しています。

「日本では絵画と詩歌の間に相互翻訳性があり、……冊子や色紙への書字行為には絵画性への誘惑がつねにひそんでいたわけです。いわば時間芸術であり線状に展開してゆくべき詩歌=書を、空間芸術化するのが散らし書きや分かち書き。〈秋風の……〉の空間構成の向こうに、《洛中洛外図屏風》や《紅白梅図屏風》の構図が明瞭に透視できます」

歌を詠み、書き写し、それを読み解く愉しみだけでなく、他の芸術とも相互作用させて変換し、さらに解読する——なんとも驚嘆すべき感覚の共有ではないでしょうか。

そして、平安期に「薫物《たきもの》合せ」など優美な遊びとして始まった香も、室町期には武士階級の間で香道として確立します。茶道とごく似た点前の形で、客は香を聞き、それが何であるかを当てたり、「組香」ではそれがテーマとしている王朝物語や和歌を読み解いたりするものです。ただ当てることが主眼ではなく、茶や書と同じく香を入り口に自らの意識を飛翔させること、他の芸術と融合し解読すること、など感覚の世界に浮遊する遊びです。

おそらく他のどの国でも、従の役割しか与えられていないであろう「香」が、ここでは他の芸術を従えて、主の役割に躍り出ています。

嗅覚は、五官のうちもっとも鈍りやすい感覚器官といいますから、武士たちは精神統一の鍛錬としても励んだにちがいありません。

日本料理の味わい

日本料理の美味しさを、四季がはっきりしていて食材が豊かであることや、職人の優れた仕事だけに帰するのは、あまり賛成できません。どの国でも地域の食材を美味しく食べようと工夫を重ねてきているわけですから。

ただ、お隣り中国にしても韓国にしても、それぞれ美味しいけれど、日本料理に比べると味や香りが強いということは、明らかです。私は和食でないとダメということはありませんが、長く海外に旅行してようやく家に戻ってくると、お茶漬けを食べたい、と思います。たとえば中国料理にしても、ネイティヴの作るものには太刀打ちできない気分になって、日本人の店を選びたくなります。疲れた身体が、強い味に対して白旗を揚げてしまうのです。

これもまた、密息によって私たちのあらゆる感覚が敏感になっていった長い文化の結果でしょう。ほんのかすかな酸味、塩味、油分、うまみ、香り、舌ざわりなど、小さな変化を感じ取る。海外の料理人たちも、最近では日本の「うまみ」の解読をしはじめたそうです。また食べることは基本的な欲求であり、快楽ですから、できるだけそれを味わいたい。だからこそ、日本料理は見た目やその場の雰囲気も大切な要素として数えられるのです。

夏目漱石が、「日本の献立は、吸物でも、口取でも、刺身でも物奇麗に出来る。会席膳を前へ置いて、一箸も着けずに、眺めたまま帰っても、目の保養から云えば、御茶屋へ上がった甲斐は充分ある」と『草枕』(岩波文庫ほか)で言っています。極端な話、見ただけでも「すばらしいご馳走でした」と言えるようなもてなしがありうるわけです。

建築の思想

デザイナーの内田繁氏の著書『インテリアと日本人』(晶文社)によると、日本の空間デザインの特性は「水平の感覚」にあるそうです。

桂離宮の、「軒先の水平ラインと、鴨居とのあいだに挟まれた小壁、鴨居と敷居に挟まれた障子、そして高床の水平感、どれをとっても水平以外のものを見ることはできない」。室内も同じく、すべて水平を強調したもの。いっぽう西洋の空間は基本が垂直で、窓も縦長である。それを氏は坐る文化と立つ文化の視線と思考性から分析しておいでてしたが、私は、それは西洋人の身体性に腹式呼吸があるからだと思いました。

上下動があると、縦は美しく感じられても、水平の線の美しさは分りません。ところが腰が落ちてピシッと固まり、呼吸が静かで身体が動かないと、水平の線の美しさは鮮やかに浮き出てきます。だから、高さをそろえるとか、床の間の違い棚などに美を見出すわけです。

それで思い出したのは、小津安二郎の映画です。あれは視線が上下しないのです。いつも構図がピーッと横に広がり、その中で俳優の上下動がなくて、いつも顔の高さなどが同じで、微妙に目線が低い。その横の線を強調するために、上からだと面になってしまうので、下から撮ったそうです。撮影者の厚田雄春はいつくばって撮ったといいます。なるほど、そうすることによって、縁側も畳もちゃぶ台も鴨居も、面でなく線として見えてくるわけです。

小津作品は、黒澤映画とは違って血湧き肉躍るといったドラマはありません。けれども一部のインテリだけではなく広い層から支持され親しまれました。それは、思うに当時の観客たちの多くがまだ充分に伝統的な日本人の身体性を保っていたためなのです。映画の物語の進行にも台詞回しにも近代的な起伏はありませんが、静謐な時間と空間においては小さな変化も効果的に感じ取れる。そして、現在でもなお新たなファンを獲得しうるのは、映画のもつテンポに引き込まれた現代人はつかのまかつての日本人と同じ身体性を取り戻し、その感覚が得がたい印象を残すからではないでしょうか。

普通に考えれば、生命体としての活動の少なさと、静止感とは比例しています。眠っているときや、弱っているときに呼吸は静まり、動きが止まります。ところが、密息の場合は姿勢によって身体の動きを封じながらたくさんの息を吸うことによって、意識は覚醒している。それはあたかも地球独楽のようです。

和辻哲郎が『埋もれた日本』（新潮文庫）でこう述べています。

「紅葉のなくなったあとの十二月から、新芽の出始める三月末までの間が、京都を取り巻く山々の静止する時期である。新緑から紅葉まで絶えず色の動きを見ていると、この静止が何とも言えず安らかで気持ちがよい」

「山々の静止」、「色の動き」は、まさに自らの身体が静止しているからこそ得られた感覚でした。季節の移ろいによって木々が芽を吹き、葉の色が濃くなり、秋になって紅葉することを「色の動き」、そして、冬を迎えておさまることを、「山々の静止」と捉えたわけです。哲学的な表現ですが、同時に非常に体感的な感受性であったのだろうと思います。

禅と呼吸

呼吸は、禅の中でも、非常に重要視されています。「数息《すそく》」「観息《かんそく》」などといった、息に関する言葉も、禅の中には数多くあります。虚無僧も、禅宗の一派である普化宗に属しており、そこでは読経や座禅などのかわりに、尺八を吹くこと、つまり呼吸を鍛錬することが、修行とされています。

禅において、呼吸によって得られるものは、大きく分けて二つあると思います。一つは脳と身体を最高の状態に保つということ。二つ目は、ありのままの世界を現出させ、あるがままに見、捉える状態を作るということです。この二つ目について、鈴木大拙は『禅とは何か』（春秋社）でこのように述べています。

「われわれが梅という時には、いわゆる春に魁《さきが》けて咲く、香《にお》いの高い花で、初夏には実を結ぶ、その実は酸っぱいものであって、われわれは塩漬にして食用に供する、コレラの薬になるというようなことで、梅がわかったような心持になっている。ところが、そういう考えを幾つ集めても、梅というものが出来るかというと決して出来るものではない。（中略）梅の特質は、われらの眼にのみ見えていないところにある、これを攫《つか》むことが第一条件である」

どんなに言葉を弄しても物事の本質は捉えられない、経文に頼らず、ひたすら禅の修業を行うことにより悟りに入るという意味で、「不立文字《ふりゅうもんじ》」という禅の言葉は、まさにこのことを表しています。文字に表される事柄は、主構造に関する情報が必然的に多くなります。これに頼ってはならないということは、表面的な主構造だけを見ようとせず、主構造と従構造とを合わせて渾然一体となったものを捉えなさい、と言いたいのだとも考えられます。

鈴木大拙の弟子でもある作曲家ジョン・ケージは、一九五二年に作品「四分三十三秒」を発表しました。この初演の模様が秋山邦晴氏の『現代音楽をどう聴くか』（晶文社）に描かれています。

「ピアニストのデーヴィッド・テュードアがステージにでてきて、聴衆に一礼する。ピアノのまえにすわる。しかし、いつまでたっても、かれは楽譜をしずかにみつめているだけで、いっこうにピアノを弾こうとはしない。それどころか三楽章にわかれているこの作品では、ついにいちどもピアノの音が鳴らなかったのである。四分三十三秒たつと、ピアニストは楽譜を閉じて、しずかに立ちあがり、再び一礼をしてひっこんでしまった。（中略）『あのとき、第一楽章のあいだは、ホールの外の木々を渡る風の音が聴衆にはきこえたはずだ。第二楽章では屋根にパラつく雨脚の音がきこえたし、第三楽章では聴衆のざわめきがくわわった』ケージはのちに、こう語ったことがある」

ケージが行ったのは、従構造もまた音楽だということを示すために、思い切って主構造を取り去ることでした。この西洋音楽史を変えた事件については、半世紀を経た今日もなお、さまざまな論議が交わされています。しかし、従構造に重きを置くことを日常的に行っている私たち日本人にとっては、ごく自然のことのように思われます。たとえば、演奏会の後など、「今日は風と音楽の取り合わせが絶妙でした」「小鳥と尺八が合奏しているようで素晴しかった」などという感想が、一般の聴衆の方から多く寄せられます。西洋では歴史的な大事件も、私たちにとっては、日常の感覚のなかに潜んでいます。これも、禅とそのバックボーンにある呼吸が、私たちの生活に浸み込んでいるからでしょう。

深くゆっくりした呼吸を行うと、身体にも脳にも、さまざまな良い影響があります。脳はリラックスしつつ集中し、あたかも地球ゴマのように、身体は静かでありながら、脳は非常に速い速度で働いている。そして、自分が静止することにより、主構造も従構造も含めたあるがままのこの世界を、くっきりとした解像度で現出させます。

禅では、このような精神状態から、世界の真実を掴み取ることを目指しているのではないでしょうか。言い換えれば、呼吸によって、自分自身と外界との関係をコントロールしようとしているのではないかと思われるのです。

第八章　フォーカスイン／フォーカスアウト

自在な焦点合わせ

かつての日本人の姿勢と密息の驚異的な静止感は、さらに不思議な感覚の広がりを生み出しました。

ふつうに呼吸しながら、遠くを眺めてある一点に焦点を合わせてみます。初めはちょっと合わないけれど、じきに眼が慣れて焦点が合うでしょう。ところが、密息を集中して五分ほどやってからもう一度、遠くの一点を見てください。すると、広い視野からその一点に一瞬でピッと焦点が合います。

たとえば、手持ちのカメラと、三脚で固定したカメラを想定してみましょう。どちらも自動照準の機能を備えているとして、固定したカメラは近くでも遠くでも瞬時にフォーカスすることができますが、手持ちカメラだと自分が動いているぶん、時間がかかります。それと同じことで、骨盤を立てて腹式呼吸あるいは胸式呼吸で身体が動いているとそのブレに視点を合わせる時間が必要なのに対して、骨盤を倒して安定した身体がさらに密息によって静止していれば、フォーカスイン／アウトは短時間で行えます。それはもう、私たちの時間の概念を超えて、瞬時にと言っていいほどに。

そんな感覚が、私たちの文化にどのように影響したのかを、考察したいと思います。

着物の柄

ある外国人の知人が「日本人の衣服のコーディネイトはトゥーマッチだ」と言いました。つまり部分に凝るあまり、全体の統一感が崩れているというのです。その典型的なものとして槍玉にあがったのが、年配の日本女性が着ていた小紋の着物でした。彼女が育ったボストンは大学街で、アメリカの中ではかなり洗練された部類の都市ですが、人々のファッションを見ると、確かに何か一、二色を基調にコーディネイトしていた記憶があります。全体のトータリティからいえば、日本人は過剰でファッションセンスがなってないというのですが、私にはそう思えませんでした。

ちょうど春先で、細かな花籠柄の着物、織物の帯には蝶の文様が浮いていました。帯揚げは梅の柄、羽織はよろけ縞。季節をとらえて、見事に華やぎのある装いではないか……と、私たちが感じるのは、結局、女性のトータリティを見るというよりは、ある時は着物の一部にフォーカスインしてその模様を味わったり、ある時は衿にフォーカスインして、羽織の小紋と着物の小紋の境目を味わったり、いろいろなことを瞬時にやっているからです。

そしてその小紋もある程度大きな視点でとらえて、何十個の連なりの美しさを見たり、またはたった一つの文様にフォーカスインして、それを取り出したりという、いろんな味わいかたをするので、その可能性を出せるような模様使いがなされてきたのが、日本の着物であるということなのでしょう。

洋服本来の着こなしに関して言えば、私たちのコーディネイトは全体性の把握というツボをおさえていないかもしれませんが、私たちの美意識はちがうところに立脚し、異なる尺度をもっているのだと思います。

粋とは何か

九鬼周造の『「いき」の構造』(岩波文庫ほか)で、色っぽさを出すというのは、「異性への方向をほのかに暗示する」――つまり前面に出してはならない、ある一部分にわずかに匂わせるべし、ということが書かれています。それがむしろ色っぽさを強調する、と。

この辺りは西洋的な色っぽさの表現と全く対極にあります。西洋のセクシー女優といえば、かつてのリタ・ヘイワースにしてもマリリン・モンローにしても、必ずトータルで色っぽさを強調しています。あまりにも圧倒的で健康的で、魅力的ではありますが、日本人の感じるそこはかとない色っぽさとかけ離れていて、子ども心に不思議な印象がありました。

これも、常にトータルを見る視線であれば納得できるのです。けれど、女性を見るときに、目を見たり、うなじを見たり、ある時は着物の柄を見たり、そこからちらりとのぞく足首を見たりと刻々と変える視点では、全部色っぽさ一色に塗りつぶすよりも、全体は隠しておいて一部だけ色っぽいものにしておけば、そこが光り輝いてくる。むしろ、その方が効果的と言えます。受け手のそういう感受性というか能力が前提だということです。

現代の日本人は、そういった感受性から遠く隔たっているといわれますが、はたしてどうでしょうか。

庭における時間と空間

イギリスに行った時に、広大なイングリッシュガーデンを訪れたことがあります。案内されて小径をどんどん歩いていくと、栂《つが》の垣根が両側にあって、そこを抜けると赤い花の咲き乱れる花壇、その先には豪華な薔薇園、向こうには白いスイレンの池、水仙の群れ……というように、時間軸に沿って物語が展開していく形になっていました。一つ一つは単純な色や形、たとえば生け垣などは同じ種類の木で、すべて同じ高さ、同じ色に揃えられており、全体の構成が周到な計画に基づいて造られています。

対して日本の庭というのは、主には座敷に座って眺める。竜安寺の庭とか、西芳寺の苔寺の庭は西洋的な目から見れば、理解に苦しむかもしれません。

東福寺の庭について、ロラン・バルトは、『表徴の帝国』（宗左近訳、ちくま学芸文庫）の中で、このように言っています。

「どんな花もない、どんな足跡もない。
人間はどこにいるのか？
岩石の搬入のなかに
帚の掃き目のなかに
つまり表現体の働きのなかに、いる」

表現体の働き――バルトは、この庭がフォーカスイン／アウトの道具であることが分かっていたように思えます。

実際には庭を見ているあいだに、ある時は池の水草に目がいったかと思えば全体を見たり、ある時は紅葉の一葉、またある時はその紅葉と苔の風景を切り取って見ている。さらには砂の掃き目に水の流れを見るというように、そこに無いものすら見ることもして、常に多様な焦点をもって見ているから、庭がまるで宇宙のように森羅万象を取り込んだような形になっているのです。〝主構造たるものはない。従構造の中に、人為が認められる〟――と翻訳できるかもしれません。

イングリッシュガーデンは、人間がそこを歩くことによって物語が展開するのですが、日本の庭は、一見のっぺりした平面の中に自分で立体感を生みだし、さらに時間を生んでいく。そうすることによって、そこでは時間と空間とが交差していきます。

絵画の空白

アンドレ・マルローが、鎌倉時代に描かれた「那智瀧図」（次頁）の絵に感じ入って、「こんなに奥行きの深い絵は見たことがない」と語っていました。それは遠近法を使っていない日本画で、素人の私には、むしろ平面的にすら見えるものでした。

それはこういうことだと思います。たとえば遠近法でつくった空間の奥深さはどれほど深くてもその遠近法によって規定されている以上、有限なもの。しかし、人為的に規定されない絵の中に、自分がフォーカスインしてつくり出していく空間は、むしろ無限なのです。

なぜ、日本人が遠近法を発明しなかったか、それに気がつかなかったかということは、専門家によって説明があるのかもしれませんが、私はやはり私たちのものの見方に理由があったのだと思います。遠近法というのは、近くにあるものが遠くのものに比して相対的に大きく見える——その絵の中の主従を決めるものと考えることができます。しかし、自在にフォ

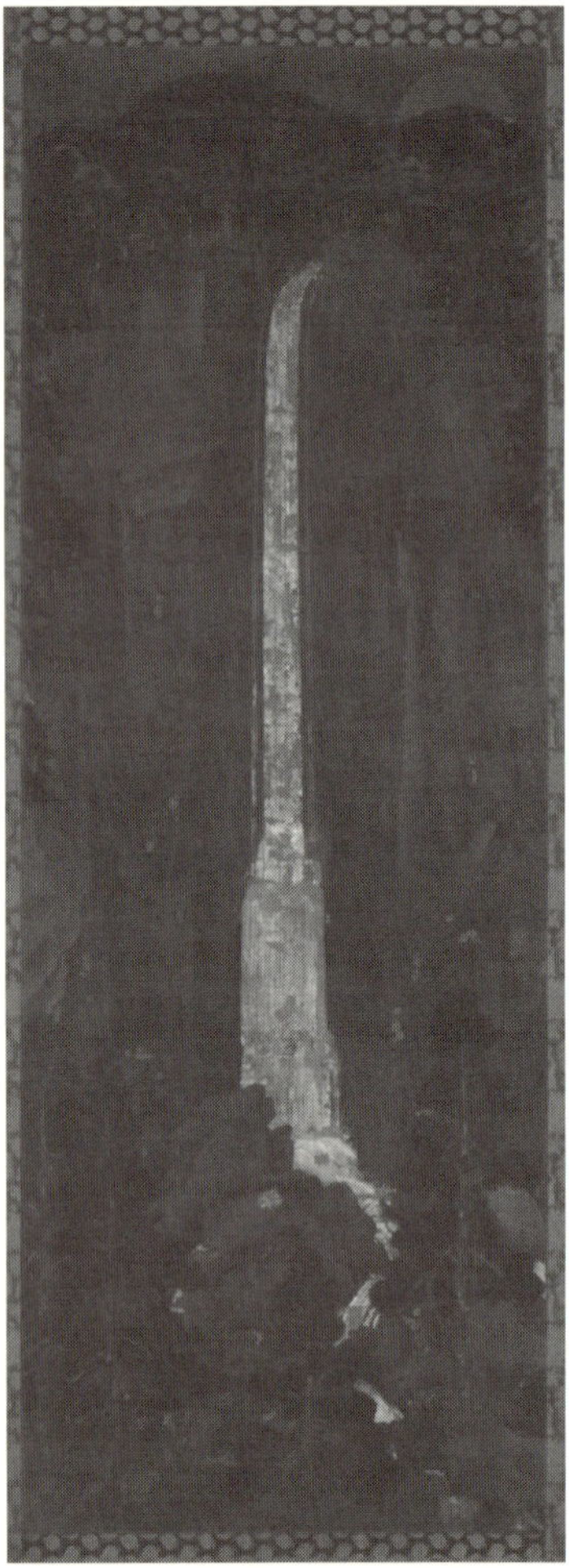
「那智瀧図」（鎌倉時代）根津美術館所蔵

ーカスイン／フォーカスアウトできるのであれば、主従を決めない方が、より自由度が増したのではないでしょうか。

尾形光琳の「燕子花図《かきつばたず》」という作品があります。金の屛風に、左側にいっぱい燕子花が描かれていますが、どこが中心というわけでもありません。いっぽうピカソの作品で、「海辺を走る二人の女」という絵があります（次頁参照）。この二つを比べてみると、明らかにこれは同じ芸術、同じ絵画と呼べないほどの大きな違いを持っているように思えます。

ピカソの描いた女性は、輝くような肌を持っていて、誰が見てもまさに生命力、躍動感、美、そういった印象を受けるはずです。ピカソが非常に明快な主張を表現しようとしていることがうかがえます。

いっぽう西洋的な絵画技法の洗礼を受ける以前の日本の絵画は、何かを強く主張したり表現することとは少し違う次元の意味があったのではないでしょうか。

尾形光琳の「燕子花図」は美しいけれども、美しさを強調して描かれているでしょうか。様式美に支えられた図の空間は、そこに佇み、思索するための場所を設けてあるとさえ思えます。この絵はそれ自体でなにかを語るというより、見る側の自由な思索を受け入れる器のようなものであると思えるのです。

また、日本の絵画や庭では、主体の対象物がなぜか端に小さく置かれていることが多い。

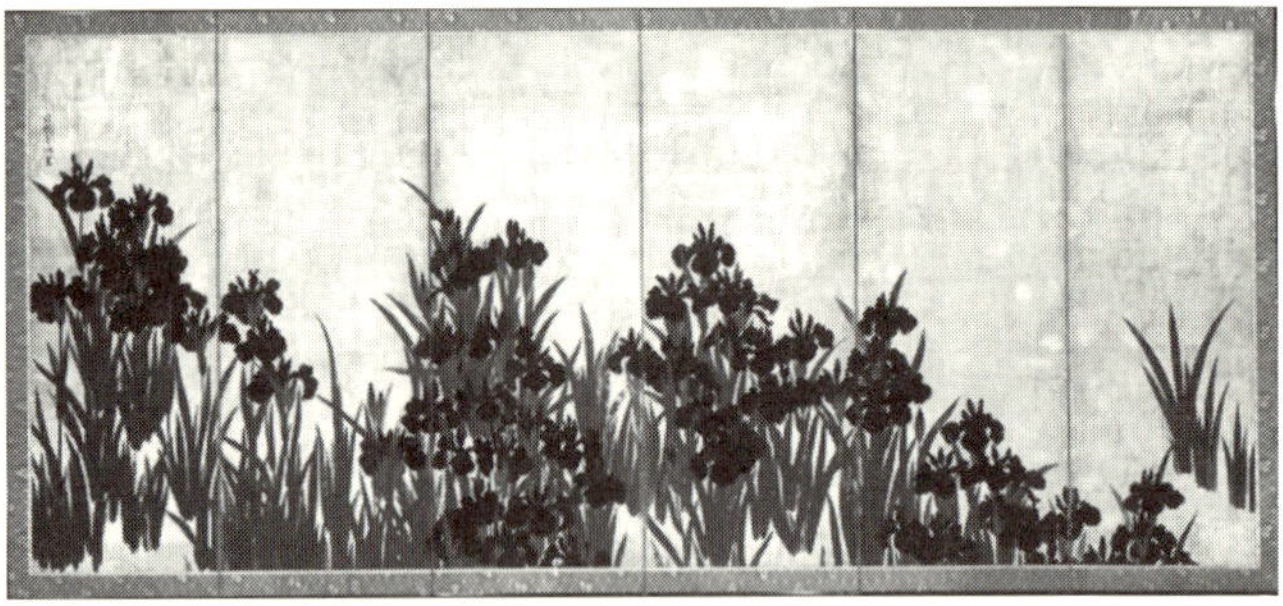

「燕子花図」左隻（尾形光琳 筆、江戸時代）根津美術館所蔵

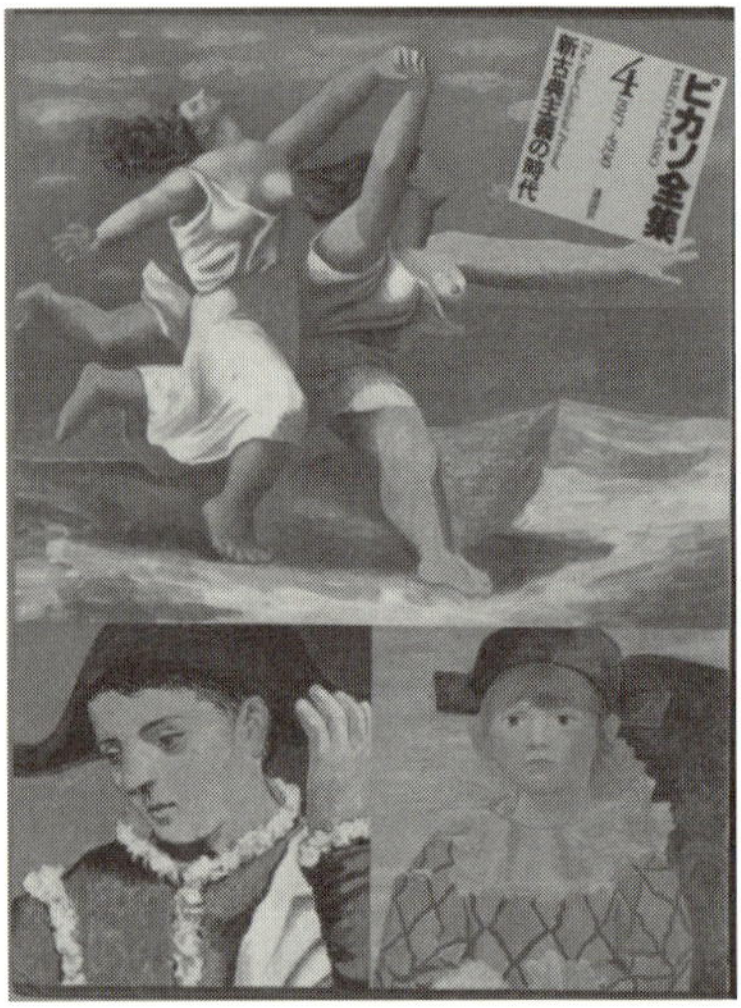

『ピカソ全集』第４巻（講談社）
カバーを飾る上段の絵が
「海辺を走る２人の女」1922年

見る者のフォーカスイン／アウトを誘っているようにさえとれます。

たとえば北斎の「富嶽百景」の富士山。レヴィ＝ストロースは、『みる　きく　よむ』（竹内信夫訳、みすず書房）で次のように述べています。

「『富嶽百景』のいくつかの画面は、プルーストが彼の草稿でしたように、たぶん現場で描いたり、画帳に書きとめた景色の細部や断片を、スケールの違いを無視して後で寄せ集め、画面を構成したことを示している」。いってみれば、対象の主従の格付けがない。遠近法というのは、言い換えれば主従あるいは主客の格付けをはっきりして、空間を構造化することです。で、日本のものについていえば、部分と全体が常に拮抗している。どれが重要ということはなく、どこにフォーカスインしてもいいようにフラットにつくってあるのです。

現代美術の村上隆氏の編著『スーパーフラット』（マドラ出版）という本があります。彼は日本の文化はスーパーフラットだと定義づけて、東京の駅をバラバラにして平面に並べなおしたり、伊藤若冲などの絵、アニメーションなどを分析して見せます。

空間の格付けを徹底的にバラして、どんどん細分化していくのは、まさに現代のCGなどの技術を駆使したフォーカスインのやりかただと思いました。その細かさ、細部の完成度。そしてそれによって生み出される、「白い空間」。密息から生まれた感覚を現代に延長するとこうなるのか、と思いました。

黒衣とマンガ

文楽の人形遣いは、頭《かしら》と右手を操る主遣《おもづか》いのほかに二人の黒衣《くろこ》がついています。いちおう主遣いが花形で、黒衣はいないことになっているという記号ですが、あの衣装は目立たないとはとてもいえません。それなのに観客はとても素直に受け止めて、人形の哀切な道行に涙したり、かつては共感のあまり心中した者もいたといいます。私たち観客は、人形、主遣い、黒衣、語り手と、さまざまな次元に視点を移します。虚構と現実のフォーカスイン／アウトと言ってもよいと思われます。

同じような傾向を、現代のマンガにも見出すことができます。手塚治虫の「ブラック・ジャック」などに、場面に関係なく（むしろシリアスなところに）登場するヒョウタンツギ。多くの漫画家が取り入れている、登場人物のセリフでも擬音でも場面説明でもないちょっとした手書きのモノローグ。それは、ギャグの場合もあるし、ニュアンスの強調の場合もありますが、総じて言えるのは、主構造だけで一本調子になりそうなときそれを避けるために従構造を導入したいという描き手の意図があるということです。

アメリカンコミックスの「バットマン」と日本の「ドラゴンボール」のコミックス版を比

較して気づいたことがあります。前者には、なぜか動きが感じられません。「バットマン」は絵の力だけで動きを出そうとしている。どんなにリアルに描いてもそれは二次元の枠を超えない。一方で、「ドラゴンボール」は読者の感覚と一緒に動きを作っている感じがします。自分が止まるからこそ、相手の動きが見える。止まるからこそマンガを動かせる。いま、日本のマンガやアニメーションが世界で評価されていますが、それは細部へのこだわりや従構造への偏重による、読み取りの自由さがずば抜けているためではないでしょうか。

これら日本の絵画やマンガは、それを観る側のさまざまな感覚を含んで描かれ、成り立っているのです。

俳句・茶道・阿字観

俳句は、世界で最も少ない語数で表される詩の形式です。加えて俳句には、季語を入れるという制約まで付いていています。なにゆえに、このように少ない語数の定型詩が、この日本に生まれたのでしょうか。

たとえば、松尾芭蕉のあまりにも有名な句、「古池や　蛙飛びこむ　水の音」。

これははじめ弟子の其角の提言により、「山吹や」と別のかたちで冠されたものを採らず、いまの形で完成したもので、写実ではないようです。これを読む者は、自分のイメージのなかの池に好きなように蛙を飛び込ませていいし、自分が蛙になってもいい。夜半、音だけを聞いてもの思いにふけっているのかもしれません。

また、「花」と言っただけで、私たちは、目の前に展開するさまざまな視覚的な春の景色、今まで体験したさまざまな時間的な春、そして、物語や絵画や別の俳句などで二次体験したさまざまな春を想起します。幾重もの重層的なイメージを組合せることができ、その結果、膨大なイメージの積層となることでしょう。短いことばであるからこそ、一瞬の間に、無数の次元へフォーカスイン／アウトしていくのです。あえて語数を少なくすることで、イメージする自由を与え、それによって無限大の表現力を獲得したのではないでしょうか。

五・七・五の組み合わせ、季語という約束事も、逆に、制約をつくることでイメージをより遠くへ飛翔させようという意図とすら思えてきます。

茶室に入ると、その思い切った狭さに、現代の私たちは最初は息詰まる感じがしますし、お点前に入ると私語も交わせないので、静まり返った中で自分の呼吸や衣擦れの音が気になって、身を潜めるしかありません。ただ、しだいに炉の炭のはぜる音、湯がちりちりと沸く音、燻かれている香、ほの暗い床の間の掛け軸の文字などが見えてきて、静かな恍惚感に包まれていく。ゆっくりと点てられた茶をすすると、わずか二口、三口のほろ苦さが身体にしみわたる想いがします。

外界の情報を遮断すると、妄想、幻覚が現れやすくなるといいます。外界の刺激を制限することにより、脳内に現出するものの割合を多くする。そうして現実の時間、空間に対する感覚は歪められ、さまざまな要素が溶け合った、別世界が現れる。座禅もそうですが、茶の湯はそのすぐれたシステムではないでしょうか。

内田繁氏の『インテリアと日本人』には、茶室が、時代を経るに従って装飾を排し、小さくなっていく様子が語られています。

利休が茶室を小さくしたのは、茶室という小宇宙、翻って、花、花瓶、茶器、わずかな言葉としぐさを交わす他者、そして自己の小宇宙へ、最終的には自己の脳内への旅へと、意識の飛翔を誘うためだったように思うのです。

「阿字観」という言葉があります。広辞苑ではこう解説されています。

「密教で、万物の根源である阿字を観想する行法。普通は、月輪中の蓮華上に阿字を描いて眼前に掲げ、阿字と行者の心が一体となる瞑想法」

これは真言密教の修行の一つで、「阿」というのは文字の最初であり、宇宙を包含する文字だといわれています。それを、自分の頭の中で思い描いて、小さく遠くしたり、近く大きくしたりすることによって行う、精神の修行法なのだそうです。

まず「阿」という字を宇宙の遥か彼方に持って行き、極小の対象物としてみるところから、それを拡大し、自分より遥かに大きい存在へ、「焦点移動」を行う。

そして次は、その対象物と一体化するというところまで及びます。ここではじめて、脳の中に取り込むということが行われます。脳の中での精神的な「焦点移動」と言えるでしょう。脳の中でも拡大と縮小が行われます。この場合、包含、被包含、一体化といった意識が生じることもあります。

これはまさに、俳句や茶の湯の楽しみ方とも通じる感覚です。

「密息」による静止感、フォーカスイン／アウトの視点、それによって私たちの身体は、タイミングや、速度、温度、音量や音高、空間、感触、匂いなど、さまざまなパラメータに対して敏感になり、刺激されます。そして、それらが別々のものとしてではなく、一体化してしまう。すべてのパラメータが呼応して一緒になっていくという現象が、脳の中で生み出されるということです。

密息というごく日常的な呼吸がもたらす感覚は、密教の求める究極に、非常に近かったのではないかと思うのです。

第九章　「間」という概念

「間」とは何か

「間」は日本独特の概念です。

私たちは「いま言ったのは間が良かったね」「それはあそこに置いたら、間がわるいでしょ」「そこで間合いをはかって」などと、説明ぬきで使っています。

「間」とはいったい、何でしょうか。

私はよくワークショップで、一本締め、あの「いよぉーっ、ポン」というのを実験してみてもらうことがあります。

西洋人の場合はとにかくバラバラになって、なかなか揃いません。そうすると、カウントを取ろうとする人も出てきます。「いよー・ツー・スリー、ポン」というように、何か拠り所がないと困るらしく、時間で計ろうとします。

しかし日本人の場合は、二千人くらいの聴衆に、「では皆さん、いきますよ。いよぉぉぉーっ、ポン」とか、「いよぉうっ、ポン」とか、さまざまなことをやっても、みんなついてきます。見事なもので、スカッと合うのです。

たとえば最初は倍音を多くしてみて「いよぉぉぉーっ、ポン」と。次は「いよぉうっ」と音程を上げて、それで「ポン」と。でも日本人は、誰も戸惑わない。まるで何十年も合わせてきたかのように何の文句も言わないで、音量が上がろうが、倍音が増えようが、音程が上がろうが、だいたい同じところに戻ってきたあたりで「ポン」と手が合うのです。

あきらかにこれは西洋人と日本人とは違うものを聞き、違うものを感じていると思われます。それはこれまで説明した密息とそれ以外の呼吸法による感覚の相違に源があるのではないかと私は考えます。

「間」とは、まず時間的なタイミングであり、空間的な配置バランスでもあります。けれどもいまの「いよーっ、ポン」のように、いかに時間をずらそうとそれによって惑うことの無いタイミングでありバランスなのです。倍音を増したり、音程や音量を上げるという要素が加わることで、絶対的な時間は伸びたり縮んだりしたとしても、それに縛られない。「間」がもててしまう。

西洋人は時間を独立し確定したものと考え、日本人は他の要素により時間が歪められるのが当然と考えています。

つまり、時間軸や三次元の空間など物理的に決定されているはずのものに、別の、たとえば音や振動、光や色、においなど他の感覚要素、あるいは相手の表情、お互いの関係性までおよそさまざまな要素が入り込むと、受け止める側の感覚は歪められます。

雷や台風、地震など、周囲の環境に激しい変化があるとき、私たちはある時間を一瞬のように、あるいは永劫のように感じたり、轟音を重く感じたり、自分を小さな存在に感じたりします。高速道路で百キロ以上のスピードで移動しているのに止まっているかのような感覚があったり、逆に嵐の中で立ちすくんでいると自分が動いているような気になるではありませんか。

時間や空間や光や音の境界がなくなり、混ざり、溶け合い、歪んだ状態になるということを、そういった非日常的なエネルギーの場において、私たちはしばしば体験します。

ところが、密息によって身体が静止していると、感覚は小さな変化にも敏感になります。フォーカスイン／フォーカスアウトをすることや、倍音によって、時間や空間など物理的な枠に縛られない感覚の広がりがあります。すなわち、日常においても、さまざまな要素によって私たちの感じる時間、空間は歪んでいく。いわば、日常のなかにも静謐な嵐を感じているのです。

それがすなわち「間」の感覚であり、そういった微妙な要素を読み取り、お互いに交換する中で、「間の文化」は発展してきたのです。

武道の立合い

武道、たとえば剣術と、フェンシングの違いは、その動きにあらわれています。フェンシングは予備動作を行い、絶対的な動きの速さを求めています。

対して、古来の剣術では動かない。簡単にいえば、絶対的な動きの速さより、相手の予想したタイミングを外したほうが、相対的な速さで勝つということです。「密息」では、息を吸うときに使う時間を極端に短くすることができます。それによってものごとを生起させる時間の選択の可能性が拡がります。また、相手にさとられぬよう自分の息をひそめ、予備動作がないことで、相手に予想させる生起のタイミングを外すこともできるのです。

静止することにより、自分の身体の動きの情報を遮断し、攻撃という「主構造」を隠してしまう。そして、さまざまな「従構造」の情報を使って時間を歪めあう。お互いの呼吸を読みあい、相手の間を外すことで成り立つ勝負といってもいいのです。

現代で、武道家に近い存在といえば、囲碁や将棋の棋士でしょうか。

羽生善治氏の『決断力』（角川ｏｎｅテーマ21）によれば、氏は好調な相手と対戦すると自分の調子も上向きになり、さらに朝、対局室に入り挨拶を交わしたときには、相手の調子が読めるそうです。

「日本人には瞬間的に心眼で相手を見抜く感性があった」と書かれていますが、これも従構造の情報を得る能力を培ってきた、日本人ならではの闘い方の一面かと思われます。

落語の異空間

落語は、まさに「間」の演芸です。説明しない。表現しない。ことばによる心理描写というものがありません。

西洋の語り、または一人芝居であれば、綿密な情景描写や、心情の表現は欠かせないでしょう。

しかし、落語の場合、「おーいっ。八っつぁん！」と言っただけで、距離、場所、状況すべてを表して、その会話の真っ只中に入っているような気になれます。わずかな仕草、表情、目配り、言葉のイントネーションだけで、その異空間全体を現すのです。ある意味で、聴衆をトリップさせるパフォーマンスとも言えます。

ストーリーは練られていますが、そのものよりも、それをいかに語るかということのほうが重要視されています。従構造が主構造にとって代わるのです。それは「間」が支配する空間であり、観客はそれにわが身を同化させることで楽しみを味わいます。

桂枝雀はそういった意味では、近代的、西洋的な落語家です。その主構造を綿密に分析し、再構成して新しい境地を示しました。私はその点は大変尊敬しています。しかし、かえってそのぶんだけ従構造の効果が減じられたのではないでしょうか。また、彼は骨盤が起きていて、口で呼吸をしていましたから、絶妙の間というものが作りにくかったと思われます。

いっぽう立川談志は、主構造の組み立てに桂枝雀ほどの努力はなかったかもしれませんが、その場、その状況に同化する力量はずば抜けています。骨盤は倒れ、見事な間です。おそらく密息をしているのだと思います。それが、聴衆の前に異空間を現前させる神通力を生み出しているのです。

小津映画の台詞

小津安二郎の映画の台詞まわしには、独特なものがありました。坦々として繊細な台詞、あれがそのまま当時の日常の言葉とは言えなくても、映画の思想を伝え、際立たせるためのすぐれた演出だったように思います。

二〇〇三年は小津生誕百周年ということで、国際シンポジウムがありました。後に朝日選書『国際シンポジウム　小津安二郎』にまとめられたその特集に、映画監督の崔洋一氏が、「暮らしのなかの立ち居振る舞いというものが人間の感情をどこかで支配する」――佇まい自体が表現というものを持つ、そういう時代があったという意味のことを語っていました。

佇まいが表現になってしまう――やはりそれは、わずかな変化の中に、誰もが何かを見出せるという共通の感受性や美意識があったからでしょう。小津安二郎は明治の生まれです。結局作り手も、観衆も聴衆も骨盤が倒れていて、密息をしているわけですから、「間」の感覚は日常的にあり、ほんのかすかな気配にも気が付くことができたわけです。かつての日本人に限っては、「間」も日本語の一部であったと言えるのではないでしょうか。

いっぽう、現代のテレビのCMやドラマでも『東京物語』の台詞まわしのパロディのようなものがよくあります。それが、オリジナルのもつ佇まいなどかけらもなくて、どれもこれも平板で陳腐に聴こえます。

それは演出のためばかりでもなくて、今や演じ手も聞き手もみんな腹式呼吸で、骨盤が立ち視線もグラグラしている状態で、「間」という感覚を仲立ちせずに日本語を話しているからだと思いました。

能の異次元

能の舞台は、様式的で、ドラマチックな装飾は極力排した、ストイックな空間です。橋懸かりにしても歌舞伎の花道のように舞台に対して直角にあるわけではなくほぼ真横になっていて、基本的にはとても平面的な舞台につくられているのです。

そして、主役と脇役がくんずほぐれつするとか、立っている場所をどんどん移動するとか、そういうことはほとんど行われない。場所も移動しないし、立体感もありません。

そうすると、観客の側は必然的に、いろんなところに意識の焦点を当てざるをえなくなります。奥に描いてある様式的な松なども、結局そのための役割をしているのではないでしょうか。そして空間が限られてくるほど、茶の湯の世界と同様に、今度はついには脳内に意識が飛翔してゆくのです。つまり、能という芸能は、意識をイメージの世界に持っていくためのツールなのではないかと思われるのです。

装飾の少ない、平面的な舞台。茶の湯の世界と同様に限られた空間の中で、脳内と現実世界の融合が生まれていきます。その象徴として、必ずと言ってよいほど、あの世、霊魂、夢といった異次元のモチーフが出てきます。

異次元とこの次元との微妙な接点の話がメインテーマなのです。想像上の世界、または脳内のまたもう一つの違う宇宙との間を出たり入ったりという行為が、まさにそこに象徴されているように思われます。

能とは、特殊な倍音と、呼吸またその他のさまざまなパラメータにより、時間の中に空間を組み込み、空間の中に時間を組み込み、時間、空間を歪め、最終的には、それらを全部、まるで意識してまとめたようなものなのです。

古典的な舞台芸能のなかでも、とりわけ音、空間、時間、呼吸、それらのパラメータをわざわざ錯綜させ歪めていき、そして最終的には脳内へ、または異次元への飛翔を試みた、そういう「間」の芸術と言えるのではないでしょうか。

能楽そのものにも興味ぶかい話がありますが、それは後の章でご紹介することにしましょう。

間の感覚

私はソロ活動のほかに、「Kokoo（コクー）」という尺八と箏のバンドを主宰しており、一方で国内外のミュージシャンとのセッションも数多く行っています。

海外の演奏家とは、やはり「間」の感覚では思ったようにはいきませんから、リズムであるとかグルーヴ感であるとか、西洋的な感覚に沿ってセッションすることが多いのですが、それでも、超一流の人はここしかないという「間」のよさで、ピッタリはまる音を出してきます。彼らは西洋的なリズムも優れていますが、それにもまして感覚のアンテナが鋭い。ですから私が出す音質の微妙な変化や時間のズレに反応し共感して、邦楽の名人と同じような「間」のよさで演奏をすることができるのでしょう。

日本人の場合は、年齢ではっきり分かれます。

七十代あたりを分水嶺に、それ以上の方々にはある共通した感覚があるように思います。ごく自然に、「間」の感覚が身についている。それ以下の世代になると個人差というか、バラつきがあります。生活スタイルや、聴いてきた音楽も大きく影響しているのだと思います。伝統音楽の演奏家の中で、骨盤が起きている、口から息を吸う、呼吸のときに肩が上下するという人が、少し増えてきている感じがします。「間」の感覚も、少し変容しているのではないでしょうか。

余談ですが、友人からおもしろい話を聞きました。

彼は五十代の日本人で、ずっと海外のバンドの音楽監督をしています。何かちょっとした問題が持ち上がって、監督としての意見を聞かれたのだそうです。

「うーむ……」と、彼としては次の言葉に重みを与えようと一瞬黙ったところ、みんな聞き耳を立ててるかなと思ったら、あにはからんや回りはどんどんしゃべり始め、待ってくれない。日本だったら、沈黙とかタメは次の重要な言葉への布石でしょう。沈黙が長ければ、言葉は重いということがおのずとわかる。それが西洋では、とりあえず言いたいことがない、と受け止められてしまう。

海外経験はとても豊富で、音楽的にはぜんぜん支障はないそうですが、日常的な部分では、西洋人は「呼吸を読む」ということがない、「沈黙もまた言葉である」というふうには考えていないのだ、ということにはなかなか慣れることができないらしいのです。

V

倍音——日本の音の秘密

第十章　自分の音を発見する

演奏の謎――身体性とリズム

話をもどして、バークリー音楽大学時代のエピソードをご紹介しましょう。

クラシックの作曲科でしたが、基本的にジャズの学校ですから、作曲と同時に演奏も、たとえば木管楽器科に属して何かしらの楽器を履修します。ジャズの作曲やアレンジ、もちろん演奏も必修というシステムになっていました。

この大学のレベルはたいへん高度で、毎日作曲や編曲の宿題が山と出て、評価によって十段階に厳然とクラス分けされるし、極貧でアルバイトせざるをえない留学生にはハードな日々でした。でも、知らないことは責めない、その気さえあれば学べるシステムで、上位者にのみ許される特別レッスンもあり、上達するほどに楽しみはふんだんに用意されていました。アンサンブルの上位のクラスでは、各楽器の名手たちとバンドが出来、最高に楽しい思い出となっています。

ただ、努力とか能力では補いのつかない問題もありました。

西洋人は、肺活量が大きいうえに話す時の身体の動きが違う。やはり腹式呼吸なのです。笑う時も腹式呼吸なので、「ハアッハアッハアッハッ」と、日本だと演劇でしかやらないような、大げさにみえる笑い方をみんながしている。

西洋の音楽をやる上で、その身体性やリズムは、やはり有利な条件です。

大学に入りたての黒人の十代の少年が、何も習ってないのに優れたジャズの音を作ったり、四拍子のあちこちにアクセントをつけたりするのには、敵わないなと思わされたものです。

ジャズのセッションをしていて、私がロングトーンでピーーーとかフーーーと長い音を伸ばすと、今までチータッタ、チータッタ、チータッタと律動していたのが、なにかこう日本風になってしまう。

「なんだよ？　オレはこれから盛り上げようと思って、その前フリとして音を伸ばしたんだけど」と言うと、みな、「なにかお前のを聴いてると、ジャズやってる雰囲気じゃないんだ」。向うの人はスペイシーと表現するのですが、「日本の空間的《スペイシー》な音楽にしたくなっちゃうんだよ」。

けれど、私の前にサックス奏者が長い音を伸ばした時は、そうならない。何かが違っているのです。

西洋人の姿勢は、私とは違う。腰が立っている。ためしに意識的に腰を立てるとわかりますが、身体が動きやすく、むしろ止まっているほうがむずかしいくらいです。私は当時は密息のやりかたを知らなかったけれど、西洋人に比べるとやはり、腰が倒れていたのだと思います。するとどうなるのか。身体が落ち着いてしまうのです。同じロングトーンをしても、西洋人がやるロングトーンは、その奥にうっすら律動が感じられます。ビブラートをかけている場合もあります。いっぽう私がやると、ほんとうに真っ直ぐの線を引いたようになって、リズムが感じられない。そして不思議なことに、みんなそれに合わせた、新しい雰囲気を出してしまったのです。

すこし悩みましたが、でも理由が分かりませんし、ジャズをやらないことには話になりませんから、その時はロングトーンをあまり出さないで、みんなにいつもリズムが分かるような感じで、スイングしなければと思っていました。

現在でも、演奏時の身体制御と呼吸の関係についての研究は進んでいるとは言いがたい状況ですが、当時は私も、周りの人たちも、その原因についてはわかりませんでした。

また、逆の現象にも出会いました。私たち日本人の音楽家にとっては当然のことが、伝わらないこともよくありました。

私が他のメンバーに、「そこ、そんなに華やかではなく少し抑えたフォルテに」というと、「意味がわからないなあ。フォルテはフォルテだろ。それとも小さい音量にするのか？　それだったらメゾフォルテ、メゾピアノと書いたら」と返ってきます。「だから同じ音量で、音質を変えるんだ」

最終的にはわかってもらえますが、そこにいたるまではなかなかたいへんな道のりです。日本と西洋の音楽家は同質化されていると考えられがちですが、一緒にやってみると、細かいところで違う部分がかなりあることに気づかされます。

リズム――「静止した時間」対「グルーヴする時間」

日本人は一般に、西洋的な一元化した意味でのリズム感は、決して良いとはいえません。よく「不即不離」とか「付かず離れず」ということばが、日本の音楽に対して言われます。他の国の音楽を見ていても、もちろんややずらすとか、わざと外すということはあるけれども、日本の音楽ほど、常にずらしたり、あるときグーッと寄ってきて合ったかと思えばまたずれていくというようなことをわざとやり続けるという合奏・伴奏方法は、なかなか他の国では見られません。

祭囃子などで、後ろで太鼓がドンドンドンドンとある程度決まったリズムパターンをやっているのに、笛の人は、前へうしろへと気ままにずれていく。

また、地歌の三味線と歌は、譜面に固定化されており、三味線も歌もほとんど同じメロディを演奏していますが、しかし、微妙にずれているために、あるときは対旋律、またあるときは伴奏に聞こえるのです。

ここには明らかにリズムに対するとらえ方の違いがあります。

なぜこんなことが起こるのでしょうか。

これは彼らの骨盤が倒れていて、密息をしているので、身体の上下動が一切なく、何らかのリズム的な要因が一切出てこないためなのです。そしてその中でそれぞれの人のリズム感でやっている。そのためにこういうことが起こるのだと思われます。

洋楽では腹式呼吸により、また、骨盤が立ち上がっているために、わずかな動きが身体の表面に現れます。それは、あたかも一つのボートに乗って皆で急流を渡る感覚に似ており、そのノリの感覚を共有します。例えばフワッと揚がって、ガクッと下がるような感覚です。身体、呼吸、あえて言えば骨の奥まで、その感覚で支配される訳です。逆に身体が動くことによって、脳の中にあるリズムもよりダイナミックに、身体の表面に増幅されます。だからリズムも合わせやすくなるし、そのノリも一致させやすいのです。

音楽の主構造は「リズム」と「音高」と考えることができます。それが、かつての日本人が発達させた従構造の、音量と音質によって、リズム、音の高低が侵食されていき、その結果、日本人の音楽は何らかの形で、拍が伸び縮みをし、音の高低が変化しているのです。西洋的なリズムは、主構造を確定したうえで、そこに配する従構造を変化させ、それを楽しむ。一方日本のリズムは、従構造により主構造を変化させ、その全体の変化を楽しむ。もし西洋のリズムのように濃淡が強いと、従構造は感知しにくくなります。たとえていえば、腹式呼吸をしている人たちが感じている時間は、罫線の入ったノート。「密息」をしている人たちが感じている時間は、まるで真っ白な紙。そういうふうにいえると思います。

邦楽では、それぞれの人のなかにあるリズムは、周りから見て、認知するのはほとんど不可能と言ってよいでしょう。それで相手の音を聞いて合わせていくのです。だからずれてしまうのは当たり前だし、むしろそのずれを楽しんだり、ずれてしまったものをそのまま固定して、対旋律や伴奏としても聞ける状態にしておくのです。ただそれがぴったり合うと、凄まじいものが現れる場合もあります。身体が動いていない分だけ、奥の部分で一致しているからです。

最近の若い邦楽の演奏家は変化してきています。小さい時から洋楽を聞きながら育ち、学校教育では西洋音楽教育を受け、呼吸は腹式呼吸、または胸式呼吸、姿勢を良くしなさいと言われ続けているため、骨盤も立ち上がっているという状態が平均的なところではないでしょうか。

そうすると、リズムの捉え方が全然違ってきてしまいます。妙な躍動感が邦楽を支配し、身体を揺らして、一、二、三、四という感覚が現れてしまう。実際にはこの音楽はそういう身体の躍動感がなくて、頭の中でチッチッチッチッというふうに刻まれる音楽なのではないか、と思われる時もあります。

二〇〇五年に、惜しまれつつ九十二歳でこの世を去られた箏曲家、米川敏子先生の、最晩年の舞台姿は、今でもはっきりと目に焼きついています。

立ち上がることも、歩くことも難しい。娘さんに支えられて舞台に上り、幕が開くと、一変してとてつもない世界が広がりました。非常にテンポの速い曲でしたがそのテクニックの素晴しいこと。そしてとてもカッコいい。まるでホバークラフトのように、グルーヴしないで滑らかにいく。つまりどこにも小さな山や谷、濃い薄いがない。微動だにしないし、すーっといく。

クライマックスはその中でついていく。リズムの感じ方が違う。ドゥワン・ドゥワン・ドゥワンというううねるリズムではなくて、ドゥウウーッ、ドゥウウーッ、ドゥウウーッというリズム感が身体の中にある。武術家の甲野善紀氏が「捻らず、うねらず、ためない」と言っている、そのままの感じでした。

グルーヴィーな感覚に慣れてしまっている人にとってはこういったノリの強くない演奏の巧さは分かりにくいかも知れません。ただ極上の演奏である限りは、その良さは世代を越えて伝わっていくものと思われます。

逆に、黒人音楽のグルーヴとはまさにそういう呼吸による身体の振動にほかなりません。すなわち骨盤が起きていると、腰から上が自由奔放になり、すると振動が伝わりやすくなるのです。

自分自身の音楽

バークリーは大学院がありませんでした。もっと作曲を深く学びたかったので、ニューイングランド大学院に行きました。そこではサードストリーム科というところに所属しました。サードストリームとは、クラシックとジャズをファースト、セカンドとすれば、民族音楽を含めた三つめの潮流ともいうべきジャンルです。それはまさに自分のためのものではないかと思いました。

そこでは楽譜だけでなく、相手が出したフレーズをコピーするトレーニングなど、非西洋的なメソッドもありました。そういった実験的な方法に触れたことはとても刺激的でした。そして西洋人の空恐ろしさとでも言うべきか、深さや幅の広さを痛感しました。

たとえば対位法という音楽理論があります。日本だと理論を習って、あるメロディにもう一つのメロディをどのように作るかというのを学習しますが、向うではその上に、どういうメロディの時には、どういうメロディが正解としてあり得るかという実例が何百年分もコンピュータで解析されて、そのリストが何千とあつめられて分厚い本になっているのです。ですから、ちょっとしたフレーズを考えたら、そこを辞書のように引けば、正解がザーッと出ている。なんとも、日本とやり方がまったく違うなあと思いました。

また、当時のサードストリーム科では、五線譜に頼るよりもむしろ耳を鍛え、それによって新しい音楽を創り出そう、という動きがありました。

あるとき、教授のチーフが、自分のバンドを引き連れてライヴを行いました。映画を上映して、そこに流れている映画音楽をその場で聴き取り、それと合奏してそこに新たな音楽を付ける。全部の調が分って、全部のリズムを即座に判断でき、常にそぐわしい音楽をとっさに生み出すことができる、超人的なことです。演奏技術も見事です。映画を観ている私たちにとっては、さほど面白いものではありませんけれども、その努力の結果が感動的かどうかは、彼にとっては別なのです。

恐らくその教授は、そこまで耳を鍛え、技術を修練するまでに、膨大な年月をかけたのではないかと思います。突き詰めてやり尽くすという、西洋人の恐ろしさとでもいうべきもの、科学的に記録して、証明して、それを積み重ね体系化する執念を感じました。

印象的なことがありました。学期の終わりに作曲した作品を教授に提出します。その学期間に教わったことについて、何十ものチェック項目を、ひとつひとつチェックされるわけです。

「OK、OK、OK。あ、ここは私が○度は使ってはいけないと教えたのに、アキは使ったね。これは駄目だよ。マイナス一。この対位法はうまくない、マイナス一……」こう全部見ていって、「はい、マイナス三。だから君の成績はAだ。今学期一番いい成績をあげるからね。素晴らしい、エクセレント」。

「先生、それは分りましたけど、私の作品について、何かご意見はないですか。良いとか悪いとか、好きとか嫌いとかいうのは」

と尋ねたんです。すると、「いや、私はそんな意見は言わない」という。「だって、私の主観が君に何か役に立つかい」と言うのです。

「だって君は、日本にこれから帰るだろう。そうしたら私の知らないマーケットで勝負していくことになる。自分の知らないそのマーケットについて想像で何か言っても意味がない。アメリカのマーケットのことはわかるけれど、それを私が代表してるわけでもないし、私の好き嫌いは個人的な嗜好にすぎない。教えたことに対して、君がどのぐらい出来たかということは、綿密に細かくチェックして成績に出来る。だが君がどれほど優れてるかは、マーケットによっても全然違うし、聴く人にとっても全然違うことだ」

それは全然私の任ではないことだよと、一切論評しませんでした。音楽が違うということですらなくて、個人である私は、個人であるあなたを評価することが出来ない。しても意味がない。することを避けたいと。

びっくりしました。自分が学び評価しているその大学院のメソッドとかシステムの中で、ジャッジされないということに。音楽をジャッジ出来るのは、自分だけだということを、如実に学んだのです。

バークリーに、韓国から来ていたサンワンというギタリストがいました。ジャズは和音（コード）の進行が難しくて、バークリーはまさにそれを学ぶところなのですが、彼の演奏するコードは、和音が十分間ぐらい変わらない。複雑な和音進行ばかり習っている音楽家にとってはつまらないはずだけれど、とてもリズムが良いギタリストで、学校でコンサートをやるとたいへん受けるのです。

学校で何を教えようと、別の面が優れていれば、人は自分の感性で受け止め評価する。それを見ていると、「音楽には正解がない」ということを、強く感じました。正解を求めるのでなく、オリジナルな表現を創造し、それが優れていればＯＫなのです。と言って個性だけかというとそうではなくて、学問の理論化体系化はすさまじいほどです。

だからこそ、手ごたえのある場で数年間を過ごして、もうほとほと自分しかないと思いました。自分というのは、それを育てた環境、考え方や感じ方の背景にある文化、言語、そして固有の身体性であるということについても、おぼろげながら気がつき始めていたように思います。

第十一章　日本人の音色

声の周波数

アメリカに留学し、その後も仕事で繰り返し訪れるうちに、初めは感じなかった身体の違いに気がつきました。

ある知人の息子の結婚式に出席したときのこと。新郎の友人たちが全員モーニングを着てズラリと並んでいました。私は日本で、モーニングという衣装は、カッコ悪いものの代名詞だと思っていたのですが、それがすごくカッコ良いのです。これは姿勢が違うんだなと思いました。

骨格もあるのでしょうが、肩がバキンと逆三角形で、そこから首がまっすぐ上に伸びている。ファッション雑誌に、よく「スーツは肩で着る」などと書いてあるように、肩から胸にかけてのラインが張り切ってゆるみがないのです。

日本で見たモーニング姿は、なにかこう丸まった、そこから出てくる首と足の感じがペンギンのような感じで、格式ばってそういうのを着ても、とても似合っては見えないのです。悔しいけれど、やはり西洋の骨格と姿勢から生まれた服なんだな、と思いました。

日本人と比べると、アメリカの人々は「首の付き方」が違うのです。

仮に胴体がソケットだとすると、日本人は斜め前にソケットが付いている感じ。それに対して、人種はいずれにせよ、アメリカ人たちは胴体からまっすぐ上に首が伸び、頭部はむしろ後ろに反って付いているような具合です。それが自然な重心のバランスを構成している。翻ってみると、いくら意識的に骨盤を立て、顎を引いて肩の力を抜くというのがきれいな立ち姿だと知っていても、私たちはふだんの生活の中でそれを保つことが難しい。やはり日本人はちょっと首が前にきてしまう。首が前に出ると、重心を取るために骨盤を倒し、自然に腹が前に出やすくなる。

明治のエリート森鷗外のいちばん有名な晩年のポートレートを見ると、思いっきり首が前に突き出ている。彼は若い時にヨーロッパに留学していますし、軍医ですから公的な仕事においてはかならず軍服、少なくとも洋服で過ごした人だと思いますけれど、でも和服を着ると素地が現れて、日本的な姿勢になるということを示している気がします。

鷗外はプライベートでは着物で通し、観潮楼と名づけられた日本家屋を好んだので、周囲にとけこんで日本的な姿勢を瞬時に取り戻すのは当然のことと思われますが、以来百年余の現代でも、生活様式は過渡期。家の中に靴で上がるという一〇〇パーセント西洋の生活をしている人は少数派でしょう。つまり必ず靴は脱いで、室内に入るとすり足気味になり、畳が無くても、床に座りがちな日常なのです。重心で見ると、お腹が前に出て骨盤が後ろに倒れて、首がそのバランスをとるべく前に突き出している。われわれは、西洋人とは見た目にもはっきりちがう姿勢をとり、異なる身体の使い方をしているというわけです。

さて、この首の位置が、発声に影響してくるのです。

首を前に出すと、少し高い音が出てきます。日本人は地声が高いと言われます。たとえばアメリカに住んでいる日系三世とか四世と一番違うと思うのは、彼らは声が低い。顔立ちや体格はそう変わりがないように見えても、日本人とははっきり声の響きがちがっていて、すぐ見分けがつきます。彼らも骨盤はアングロサクソンやアフリカ系よりも、やや後ろに倒れている傾向にあるのですが、生活のなかでの身体の使い方は完全に西洋式ですから、やはり首の位置などの姿勢は西洋人なのです。

西洋の澄んだベルカントの発声を導き出した理由は、家屋の響きなど環境が重要だと言われていますけど、この姿勢も大きく関っていると思います。ためしに朗々と響かせる姿勢から、徐々に首を前に出してみてください。すると、軟口蓋とか鼻にかけて浪花節みたいにやった方が、響きやすくなります。鼻にかかるというか、喉にかかるというか。実際には鼻ではなくて喉の声帯が少し狭くなるために、声の高い部分がやや強くなっているのです。

また、骨盤を倒すことでも、声の周波数を解析すると変化が現れます。二～四キロヘルツあたりがやや強くなります。ちょっと高いほうがキラキラっとしてくるんですね。コンピュータの解析図（次頁）で見てみますと明らかで、右の方が白くなっているのです。

その姿勢から出された声は、声の高低ということだけでなく、独特の陰影をもつようになります。たとえば、ささやき、だみ声、「ドスを利かせる」と表現されるような、雑音まじりの音質になるのです。

現代日本で、腰をうんと落とし、首を前に突き出して、という典型的な例はいわゆるヤクザの姿勢です。そうやって骨盤を倒すと、いろいろな意味で彼らにとって有利な効果が出るのでしょう。おそらくは昔から、安定した姿勢であるとか、喧嘩する時であるとか、ドスを利かせる声を出すとか、それにもっともふさわしい姿勢をより強調することによって自分の強さを外に見せるというようなことだったのだろうと思います。要するにどの世界でも、伝統的な稼業や芸能に携わる人たちが、身体の技術として継承しているわけです。

この独特の陰影をつくっているのが「倍音」です。

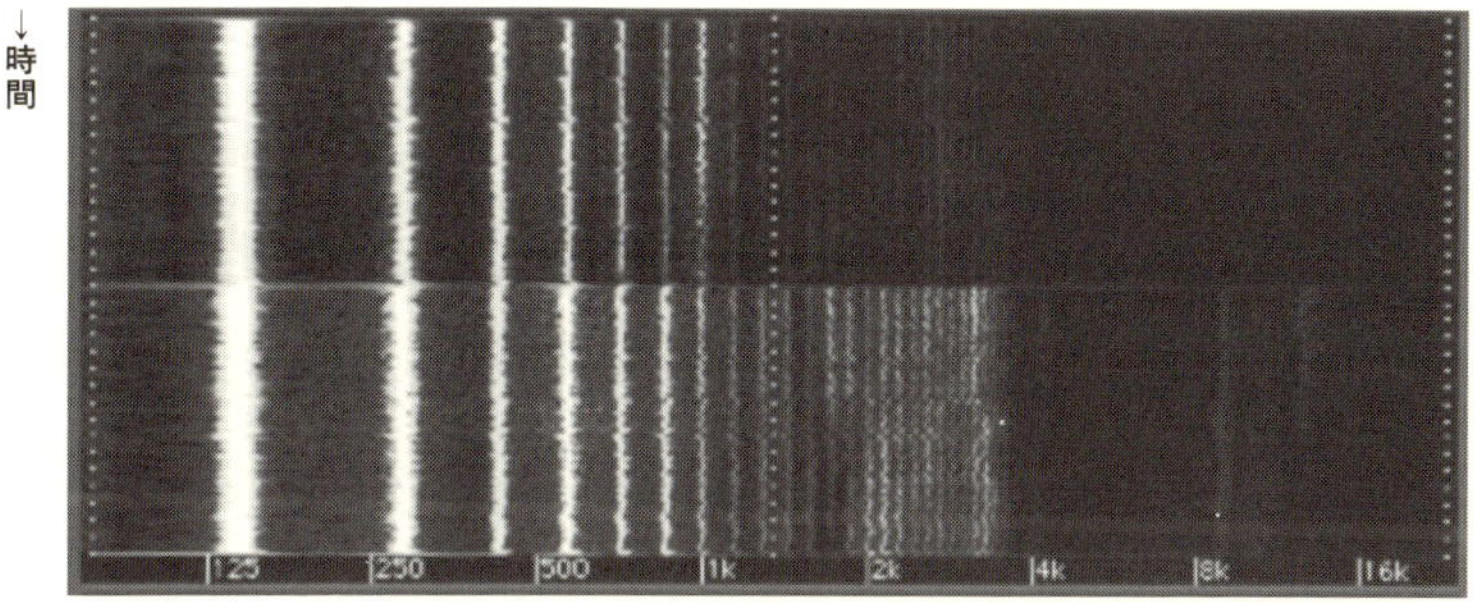

「アー」と発声したときの声紋。上から、
骨盤を立てたとき→骨盤を倒したとき。

倍音とは何か

倍音とは、一つの音に含まれている要素で、すべての音は、基音と、その上に重なる倍音から成り立っています。音符で書けば同じ音でも、楽器の種類や人の声によって音色が違うのは、含まれている倍音が異なるからです。どのような倍音がどれだけ含まれるかによって、音色が決まるのです。音符に書けないような、風の音や水の音などの自然音、車の騒音、人の声や動物の鳴き声――あらゆる音は、基音と倍音から成り立っています。

倍音は、整数次倍音と非整数次倍音とに分類することができます。

整数次倍音が強い音は、キンキン、ギラギラした音に聴こえます。モンゴルのホーミーが、この音色の典型的なものです。西洋の管楽器や弦楽器の多くのもの、そして、実は民謡をはじめとする日本の伝統的な発声や、楽器の中にも、高次の整数次倍音が多様な形で存在しているのです。

この音を聴いていると、最初はやや抵抗がありますが、次第に脳からα波が出てくることが確かめられています。そのせいでしょうか、整数次倍音が強い声の持ち主は、カリスマ性を持つことが多いようです。この声の特徴的な歌手は、たとえば松任谷由実、浜崎あゆみ、元JUDY AND MARYのYUKIなどが挙げられます。

いっぽう、非整数次倍音とは、濁った音、ガサガサとかカサカサ、しゃがれたような音のことです。打楽器がその代表的な楽器です。尺八は、まじりっけのない非常にピュアな音も出せますし、「ムラ息」や「風音」といった奏法であれば非整数次倍音を多く含んだ音が出ます。

非整数次倍音は、私たち日本人には、左脳で言語として処理されることがわかっています。そのためか、日本人は、重要なことを話すとき、無意識のうちに、この非整数次倍音を使っています。非整数次倍音を特徴とする歌手は、宇多田ヒカル、平井堅などです。森進一の歌は、整数次倍音と非整数次倍音とが渾然一体となり、驚くばかりの音の変化を見せています。日本人特有の倍音に対する鋭敏な感覚は、日本語の特性と、残響の少ない住環境に起因するものと考えられます。

西洋では、石造りの住居や都市が多い。こういったところでは、音は何度も反射するたびに、高い倍音から吸収され、基音が増幅されます。銭湯で話す場合を想像していただければわかるでしょう。仮に微妙な倍音を加えても、相手には伝わりにくいのです。

いっぽう日本人は、湿潤で植物が繁茂している戸外、家の中では畳、障子など、歴史的に、響きの少ない空間に暮らしてきました。そういった空間では、基音より倍音のほうがよく聞こえます。

密息がつくり出す静寂感の中で、音色すなわち倍音に対して鋭敏な感覚をもつ日本人が生み出した音楽は、非常に多様で、世界的に見ると特殊なものです。

面白いことに、日本人はあまりに倍音に敏感なために、リズムが伸び縮みする、という傾向があります。時間が、倍音という要素によって歪められるわけです。その傾向がさらに突き進んで、リズムという観念すらなくなってしまったのが、虚無僧尺八の音楽なのです。

日本語の秘密

日本語という言語も実は倍音の宝庫でした。

母音の数は五つと中国語に比べて少ないですし、「子音と母音がかならず組み合わさっている」というのが特徴で、子音だけの音が存在する韓国語に比べて音そのものの数も少ないのです。しかし、それは逆に、たとえばカが「K」と「A」の二つの音からなっているように、すべての音に音質や倍音構造のちがう音が付随している。それを子どもの頃からたゆみなく発声し、識別し続けてきたわけです。

この積み重ねによって、倍音を聞き取り発声する能力が発達し、ひいては日本の伝統音楽の重要な要素となっていったのです。

ところが、若い人たちの発音が変わってきている、言葉の抑揚が平板化してきている、と警鐘が鳴らされてから、もう大分たちました。微妙な音質を聞き取ることも、発することもできなくなっているのではないでしょうか。

腹式呼吸では、吐く息の安定性が少ないと説明しましたが、ではどうなるかというと吐く息や言葉がクレッシェンドするのです。しかも、完成した腹式呼吸であれば、それはそれなりにリズムを持った言葉へとつながるけれども、骨盤は不安定に立ち、腹式と胸式の間ぐらいの呼吸だと最後まで言い切れなくて、言葉は短縮されて尻あがりになっていく。

しかもこれらを耳にして何か変だ、と感じるだけの母語についての感受性はどんどん失われてきているように思います。


ところで、もうひとつ面白いことがあります。

外国から来たミュージシャンに、「日本は騒音がひどい」「街の音楽を何とかしてほしい」とよく言われます。確かに、海外へ行くと、音楽やアナウンスのない静かな街。日本に帰ってくると、駅や店の中、通行中でさえ間断なく音が降りかかってくることに、私もあらためて驚いたりもします。

アメリカ人のサックス奏者を連れて、蕎麦屋へ入ったときのこと。回り中の席からソバをすすり上げる音がして耐え難い、と言われました。そういえば確かに相当な音量ですが、私は、音がしていることにすら気付いていませんでした。なぜだかわからないのですが、さまざまなノイズが周囲にあふれていても、ある一点に集中し、そこからピンポイントで、ある音のみを聞き取る、ということを、私たち日本人は無意識のうちにやっているのかもしれません。

『アフォーダンスと行為』(金子書房)の中で、黄倉雅広氏が「打検士の技」という話を書いています。

金属製の棒で缶を叩いて缶詰の製品検査を行なう。二回叩くだけで、缶と中身の良・不良がすべてわかるというのです。多い時には一分間で五百個、一人で一日に十万個以上の製品を検査している、と。ベテランは、打つ音の出し方も、聞き取る能力も、優れているそうです。打った音の倍音の違いを聞き取ることにより、判別しているわけです。さらに驚くべきは、これが騒音の多い工場内で行なわれているということです。

この製品検査の方法を、世界各国に紹介しているが、取り入れた国は、未だ一つもないのだそうです。

日本人の身体の中には、倍音に対して鋭敏であると同時に、「不要な音」を聞かずに「必要な音」を選り分けて聞く、自由で研ぎ澄まされた感覚が生み出されているのかもしれません。

尺八——倍音と時間と空間

尺八は、日本人の改良により、全く倍音のない電子音のような音から倍音で埋め尽くした風のような音まで、整数次倍音と非整数次倍音の量を奏者の意思で自由にコントロールして出すことのできる、世界に類のない非常に珍しい楽器です。昔の日本人が作ったシンセサイザーといえます。

武満徹は著書『音、沈黙と測りあえるほどに』（新潮社）の中で、「尺八の音は垂直に樹のように起る」と言っています。これは、奏者の密息により生まれた「無」の空間の上に、非常に複雑な倍音構造の音が立ち現れる様を描写しているように思えます。

世界でも稀なオリジナリティのある音色を求めて、アメリカを筆頭に海外で尺八の演奏者が爆発的に増えています。彼らが演奏するのは、九九パーセントが虚無僧尺八。リズムのある民謡や、箏、三味線との合奏ではなく、リズムの全くないソロ演奏としての虚無僧音楽が選ばれるのは、日本の状況と照らして不思議なくらいです。

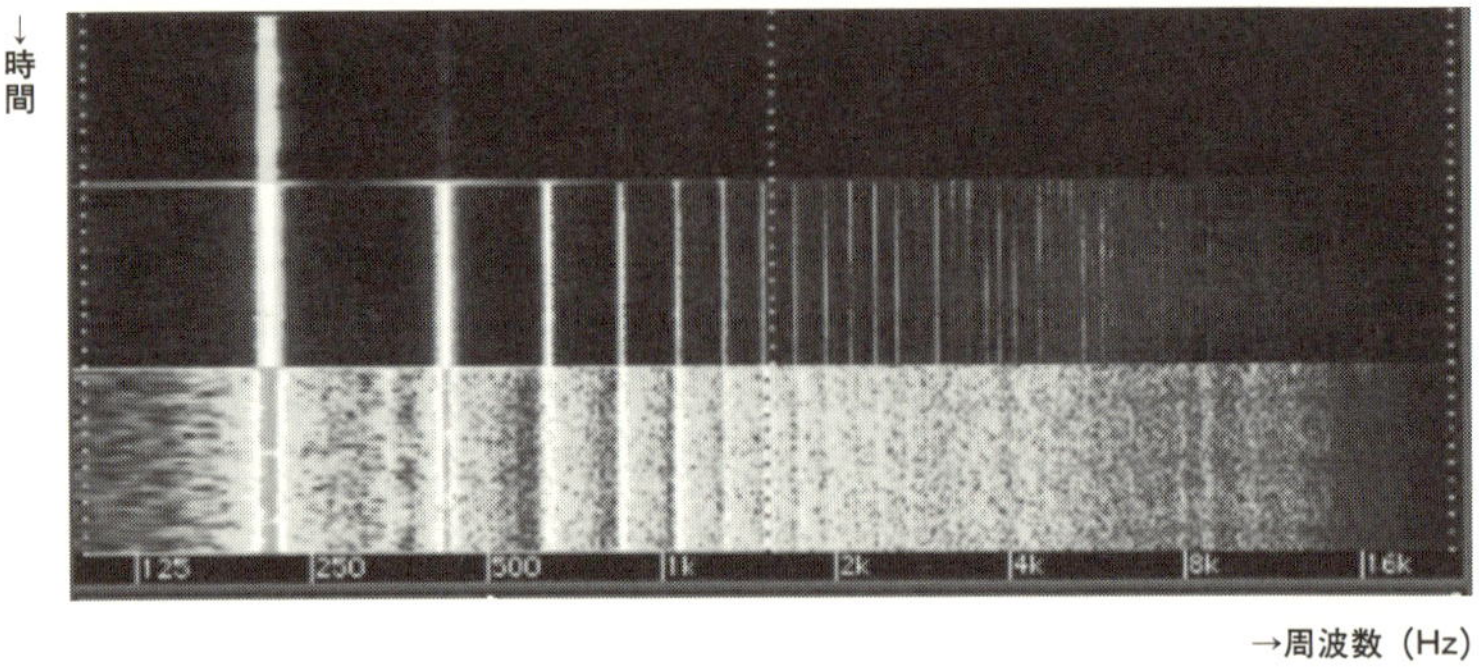

「声紋」で表した尺八の音。上から、基音のみ
→基音に整数次倍音が重なった音
→基音に整数次倍音と非整数次倍音が重なった音。

このように虚無僧尺八が世界で注目されている最も大きな理由は、世界に比類のない音楽構造を持っているからです。

一般的には、音の高さとリズムとが、音楽の主構造ですが、虚無僧尺八では、本来は従構造である音色、つまり倍音構造がそれに取って代わり、リズムは姿を消すにいたりました。倍音が、時間、空間、そしてその両方が結合したものを含めて、すべての「間」を司っている——それが尺八の音楽構造なのです。

能の音楽

能の音楽もまた非常に変わった発達をしてきました。それは、倍音を優先するために、音階まで歪めてしまったということです。

能楽の音階というのは実は昔は雅楽などと同じものでした。ところが、日本人にとっての「いい音」、つまり倍音を出したいがために、能管の中に「喉」と呼ばれる詰め物をした部分をつくってしまったのです。それによって整った音階が出なくなって、音階から非常に外れた音を出すようになってしまった。つまり倍音を優先させるために、本来の音階を歪めてしまったわけです。

いっぽう倍音は、空間の中でさまざまな響き方をするので、その空間の有様を私たちに提示する役目を持っています。したがって、倍音を偏重するということは、能において、「空間性」を重視してきたということではないかと私は思っています。

第十二章　現代人のための密息

日本人が忘れているもの

宮本常一の著書『忘れられた日本人』（岩波文庫ほか）に、ある村で合議する様子をつぶさに描いたものがあります。

そこでは、村のいま問題となっていることをダイレクトにとりあげて議論するのではなく、何時間もかけて外側のさまざまなことを話し合う。それも一日ではなく、翌日もその翌日も集まって、ずっと話合いをし続けるのです。こうすることによって、何か一つの事柄についてだけ決定されるのではなく、その事柄を含む全体が決定され、システムが確立されてゆく、というのです。

なんという、ゆるやかで大掛かりな思考方法であることか。

西洋文化の中で培われた、主構造の明確な論理性とはまったく異なる文脈の、いわば従構造で包みこむような論理性。人間が社会を作りそこで生きていくために編み出した、有機的で柔軟な、日本人独自の思考法だと思います。

宮本常一がそれを発見したのはもう半世紀も昔の話ですから、もはやその地域においてもこのような時間も手間もかかるやり方はなされていないことでしょう。

また、政治やビジネスなど、国際社会のなかでさまざまな文化背景をもつ人々と短い時間でコミュニケイトしなければならない場面では、有効に働かないかもしれません。

けれども、このような思考法は、現代の日本人にとって、大きなヒントであると思われます。

密息で「日本人を取り戻す」

現代の日本人は、さまざまな面で過渡期にあります。

私たちは密息をどこかに忘れてきてしまいました。かといって、西洋人のような腹式呼吸に移行することもできずに、浅い呼吸であえいでいます。

静けさ、安定性、集中力、力強さを知らず知らずのうちに失っている、この中途半端な状況は、先に述べた社会の閉塞感や不安感、自信のもてなさと深いところで通底しているのだと思います。

『忘れられた日本人』で描かれたような考え方や生き方は、身体のありかたに深く根ざしています。そして、ここまでたどってみてお気づきのように、密息という呼吸法なくして、日常生活から芸術の域にいたる伝統文化の豊饒を、私たちはおそらく半分も味わうことはできないのです。

生活のスタイルはすっかり変容し、どうあがいても百年前には戻せません。せっかく発見した「息の文化」を、現代の生活に生かすことは、もう望めないのでしょうか?

私は、そうは思いません。密息は、誰の身体の奥にも眠っています。

ごくシンプルな身体の使い方さえわかれば、密息は呼び起こすことができるのです。この呼吸法をすることで、自分自身の感覚がめざめ、身体が変わり、周りの世界もまったくちがったように感じられる。それぞれに眠っている宝を掘り当てて、その素晴らしさを体感していただきたいと思います。

自分の身体から、新たな可能性を生み出す。この現代において、「日本人を取り戻す」ことこそ、最もスリリングな体験となるのではないでしょうか。

思考のバイリンガル

過渡期にあるということは、しかし見方によってはそのどちらにも到達できるということでもあります。

密息を絶対的なものと考えず、機会があれば完全な腹式呼吸にもトライしてみてください。片方を知るということは、もう片方を知るということでもあります。そうすれば、私たちはひとつのものを見るときに、二つの見方・感じ方・考え方ができるようになるでしょう。明確な主構造をもつ文化と柔軟な従構造で成り立つ対照的な文化を、パラレルに見つめ、味わい、そこから発想を広げることができるわけです。これは大きな喜びとなるにちがいありません。

これらを時に応じて使い分け、あるいは二つを重ね合わせるとしたら、それは世界でも稀なオリジナリティをもった文化となるのではないでしょうか。

「密息」という身体のなかの記憶は、私たちの豊かな文化を指し示すとともに、新しい未来を切り開いていく重要な鍵となると思っています。

あとがき

この三月、ケネディー・センターでの公演のためにワシントンDCへ赴いた際に、フリーア美術館を訪れて、その膨大な北斎コレクションを見ることが出来ました。「密息」を習得してのち、これほど大量の北斎の作品をゆっくり見るのは初めてでした。

以前は気付かなかったことが次々と視界に飛び込んできて、眩暈がするほどでした。見れば、北斎の絵に描かれた人物はみな骨盤が倒れ、膝が曲がっていて、まっすぐ立っている姿がないのです。曲がった身体を基準に絵の中を見ると、まったく異なった世界が現れてきました。見れば見るほど、構図と言い、細部へのこだわりと言い、そのすべてに、「密息」とのつながりが浮かび上がってきます。

この呼吸の素晴しいところは、自分の身体が変わるだけでなく、周りの世界の見え方まで変わってしまう、というところでしょう。日本の文化のなかには、まだまだ測り知れない未知なる鉱脈が横たわっている気がしてなりません。それも、私たちのすぐそばに。

いかがでしたか。この本を読み終えて、あなたの中で、何かが変わったでしょうか。

本書は、できるだけ多くの方々にとって良き入り口となるよう、読みやすい形にすることに努めました。テーマを絞ったことで触れ得なかった部分も随分ありますし、それぞれの項目、たとえば「倍音」、「フォーカスイン／アウト」についても、まだまだ大きな世界が広がっています。機会があれば、あらためてこれらについても掘り下げて書いてみたいと思います。

密息とそれにまつわる発見は、非常に多くの方々のご教示、そしてコミュニケーションによって生まれました。私の音楽と呼吸に関して、多大な影響と教えをいただいた横山勝也、磯譲山、海童道祖、の各師。日常の会話や著作物などにより、さまざまな角度からものの見方を教えていただいている小島美子先生、月溪恒子先生、並びに杉浦康平、松岡正剛、内田繁、佐藤聰明の各氏。巻末の参考文献に挙げた著作の数々からも、多くのインスピレーションを与えていただきました。

この本の着想は、オフィス・サウンド・ポットのプロデューサー、マネージャーの慶野由利子との会話から生まれました。彼女と情報交換し、質問に答えるなかで、よりいっそう内容が固まっていきました。次に、旧友の柴俊一君のアドヴァイスを受けることで、さらに構想を広げ、思索を深めることができました。また、サウンド・エンジニアリングズの佐々木正樹君にもお世話になりました。オフィス・サウンド・ポットの安藤弘子には資料整理を手伝ってもらいました。出版のきっかけを作ってくださった音楽評論家の浅岡弘和さん、新潮社の中村睦さん、嶹津真砂子さんにも、さまざまな提案、助言をいただきました。

さらに、この本が読者の皆さんのお手許に届くには多くの方々のご尽力があり、そして、今、読んでくださった読者の方々があって、はじめてこの本は成立しています。

数え切れない、多くの方々へ、多大な感謝を込めて――

中村明一

二〇〇六年　四月

参考文献

『アフォーダンスと行為』佐々木正人、宮本英美、黄倉雅広、三嶋博之、鈴木健太郎（金子書房）
『アンドレ・マルローの日本』ミシェル・テマン、阪田由美子訳（TBSブリタニカ）
『「いき」の構造』九鬼周造（岩波文庫ほか）
『息のしかた』春木豊、本間生夫（朝日新聞社）
『息の人間学』齊藤孝（世織書房）
『椅子と日本人のからだ』矢田部英正（晶文社）
『インテリアと日本人』内田繁（晶文社）
『隠喩としての建築』柄谷行人（講談社）
『歌右衛門 名残りの花』渡辺保・文、渡辺文雄・写真（マガジンハウス）
『歌をなくした日本人』小島美子（音楽之友社）
『埋もれた日本』和辻哲郎（新潮文庫）
『裏千家茶道のおしえ』千宗室（日本放送出版協会）
『小津安二郎物語』厚田雄春、蓮實重彥（筑摩書房）
『音、沈黙と測りあえるほどに』武満徹（新潮社）
『音と文明』大橋力（岩波書店）

『音の生態学』岩宮眞一郎（コロナ社）
『音楽／貨幣／雑音』ジャック・アタリ、金塚貞文訳（みすず書房）
『音楽からみた日本人』小島美子（ＮＨＫライブラリー）
『神楽』日本の古典芸能１　藝能史研究會編（平凡社）
『かたち誕生』杉浦康平（日本放送出版協会）
『花鳥風月の科学』松岡正剛（淡交社）
『空間の日本文化』オギュスタン・ベルク、宮原信訳（ちくま学芸文庫）
『決断力』羽生善治（角川ｏｎｅテーマ21）
『現代音楽をどう聴くか』秋山邦晴（晶文社）
『建築における「日本的なもの」』磯崎新（新潮社）
『呼吸入門』齋藤孝（角川書店）
『呼吸の奥義』永田晟（講談社ブルーバックス）
『呼吸を変えれば元気で長生き』打越暁（洋泉社新書ｙ）
『国際シンポジウム　小津安二郎　生誕１００年記念「ＯＺＵ　２００３」の記録』蓮實重彥、山根貞男、吉田喜重編著（朝日選書）
『コクトー、１９３６年の日本を歩く』西川正也（中央公論新社）
『古武術に学ぶ身体操法』甲野善紀（岩波アクティブ新書）
『古武術の発見』養老孟司、甲野善紀（カッパ・サイエンス）
『しぐさの日本文化』多田道太郎（角川書店）

『姿勢のふしぎ』成瀬悟策（講談社ブルーバックス）
『思想する「からだ」』竹内敏晴（晶文社）
『ジョン・ケージの音楽』ポール・グリフィス、堀内宏公訳（青土社）
『身体感覚を取り戻す』齋藤孝（NHKブックス）
『〈象徴《シンボル》形式〉としての遠近法』E・パノフスキー、木田元・川戸れい子・上村清雄訳（哲学書房）
『図解雑学　呼吸のしくみ』北一郎（ナツメ社）
『姿　武原はん　片岡仁左衛門』渡辺保（求龍堂）
『スーパーフラット』村上隆編著（マドラ出版）
『禅　現代に生きるもの』紀野一義（日本放送出版協会）
『禅と日本文化』鈴木大拙全集11　鈴木大拙（岩波書店）
『禅とは何か』鈴木大拙禅選集8　鈴木大拙（春秋社）
『平らな時代』永江朗（原書房）
『たたずまいの美学』矢田部英正（中央公論新社）
『茶の本』岡倉天心、桶谷秀昭訳（講談社学術文庫）
『中空構造日本の深層』河合隼雄（中央公論社）
「伝統音楽における声の伝承」小島美子、奈良部和美『伝統と文化』二九号（㈶ポーラ伝統文化振興財団）
『伝統と断絶』武智鉄二（風塵社）
『ときをとく』川田順造・坂部恵編（リブロポート）
『日本人のイメージ構造』岡田晋（中央公論社）

『日本人の行動文法』竹内靖雄（東洋経済新報社）
『日本人の鳴き声』中野純（NTT出版）
『日本人の脳』角田忠信（大修館書店）
『日本人らしさの構造』芳賀綏（大修館書店）
『日本数寄』松岡正剛（春秋社）
「日本における『医療体術』に関する研究」芳賀健治『東京家政学院大学紀要』第三十五号　一九九五年
『農と田遊びの研究　上・下』新井恒易（明治書院）
『能への誘い　序破急と間のサイエンス』金春國雄（淡交社）
『白隠』日本の禅語録19　鎌田茂雄（講談社）
『白隠の丹田呼吸法』村木弘昌（春秋社）
『ハラをなくした日本人』高岡英夫（恵雅堂出版）
『百年前の日本　モース・コレクション写真編』小西四郎・岡秀行構成（小学館）
『表徴の帝国』ロラン・バルト、宗左近訳（ちくま学芸文庫）
「ひらがなの謎を解く」石川九楊『芸術新潮』二〇〇六年二月号
『風土の日本』オギュスタン・ベルク、篠田勝英訳（ちくま学芸文庫）
『武術の新・人間学』甲野善紀（PHP文庫）
『武術を語る』甲野善紀（壮神社）
『フラジャイル』松岡正剛（筑摩書房）
『古池に蛙は飛びこんだか』長谷川櫂（花神社）

『ボンジュール・ジャポン』ウーグ・クラフト、後藤和雄編（朝日新聞社）
『間の研究』南博（講談社）
『身ぶりとしぐさの人類学』野村雅一（中公新書）
『みる　きく　よむ』クロード・レヴィ=ストロース、竹内信夫訳（みすず書房）
『弓と禅』オイゲン・ヘリゲル、稲富栄次郎・上田武訳（福村出版）
『忘れられた日本人』宮本常一（岩波文庫ほか）
『私の身体は頭がいい』内田樹（新曜社）

中村明一ＣＤリスト

◇**虚無僧尺八の世界 京都の尺八Ｉ 虚空**　（ビクター/VZCG-680）

虚無僧の総本山＝京都明暗寺に伝承される尺八曲を収録。

激しさと緊張感の中に音色の変化の妙が存分に味わえる「打波」、透徹した静謐さに浸る「心月」など。

◇**虚無僧尺八の世界 東北の尺八 霊慕**　（ビクター/VZCG-610）

岩手・宮城・福島の虚無僧寺に伝承される尺八曲を収録。名曲「鶴の巣籠」をはじめ、重厚な音楽にちりばめられた繊細なテクニック。

◇**虚無僧尺八の世界 北陸の尺八 三谷**　（ビクター/VZCG-349）

平成17年度文化庁芸術祭レコード部門優秀賞受賞。

新潟と富山の虚無僧寺に伝承される尺八曲。全国唯一、富山県国泰寺での虚無僧尺八と読経との合奏の現地録音も収録。

◇**虚無僧尺八の世界 九州の尺八 大菩薩**　（コロムビア/COCJ-31519）

九州地方の虚無僧寺に伝わる尺八曲を収録。壮絶なる大曲「大菩薩」他。

◇**虚無僧尺八の世界 津軽の尺八 根笹派錦風流**　（コロムビア/COCJ-30927）

津軽地方に伝承される、独特の技法をもつ「根笹派錦風流」の現存する全ての曲を収録。

◇**虚無僧尺八の世界 薩慈**　（コロムビア/COCJ-30465）

平成11年度文化庁芸術祭レコード部門優秀賞およびコロムビア・ゴールデン・ディスク賞特別賞受賞。全国の虚無僧寺に伝承される名曲を収録。

◇**Kokoo/ZOOM**　（キング/KICP681）

中村明一の尺八と箏２名からなるバンド「Kokoo（コクー）」のファーストアルバム。

◇**Kokoo/super-nova**　（キング/KICP716）

「Kokoo」のセカンドアルバム。往年のロックの名曲を第一線で活躍中の編曲家10名の手でリメイク。

◇**Kokoo/moon**　（マクセル/MQCP-1）

「Kokoo」のマキシシングル。地歌の声を活かしたスピリチュアルな世界。

◇**日・月**　（国内＝フォンテック/FOCD3189；欧米＝ニューアルビオン・レコーズ/NA069CD）

中村明一からの委嘱作品を中心とした佐藤聰明作品集。月刊「ステレオ」で特選。

◇**FOREST/Neutral Point**　（ビクター/VICG-8026）

自己のバンド「FOREST」による自己プロデュースアルバム。米国FM局で8位にランクイン。

「密息」についてより深く知りたい方は、下記までご連絡ください。

オフィス・サウンド・ポット
〒157-0062　東京都世田谷区南烏山１－６－３－Ｂ１Ｆ
Tel　03-5374-8373
Fax　03-3303-4866
E-mail soundpot3@gmail.com

新潮選書

「密息《みつそく》」で身体《からだ》が変《か》わる

著　者……………中村明一《なかむらあきかず》

発　行……………2006年5月25日
16　刷……………2024年11月20日

発行者……………佐藤隆信
発行所……………株式会社新潮社
〒162-8711 東京都新宿区矢来町71
電話　編集部03-3266-5611
　　　読者係03-3266-5111
https://www.shinchosha.co.jp
印刷所……………株式会社光邦
製本所……………株式会社大進堂

ISBN978-4-10-603563-0　C0377

皮膚感覚と人間のこころ

傳田光洋

意識を作り出しているのは脳だけではない――。単なる感覚器ではなく、自己と他者を区別する重要な役割を担う皮膚を通して、こころの本質に迫る最新研究！　《新潮選書》

逆立ち日本論

養老孟司
内田樹

風狂の二人による経綸問答。「ユダヤ人問題」を語るはずが、ついには泊りがけで丁々発止の議論に。養老が「〝高級〟漫才」と評した、脳内がでんぐり返る一冊。　《新潮選書》

「社会的うつ病」の治し方
人間関係をどう見直すか

斎藤環

薬も休養もとっているのに、なぜいつまでも治らないのか。人間関係の大切さを見直し、「人《ひと》薬《ぐすり》」と「活動」の積極的活用と、細かな対応方針を解説する。　《新潮選書》

ステージ4の緩和ケア医が実践するがんを悪化させない試み

山崎章郎

がんになった医師の、抗がん剤治療の副作用は激しく、進行も止まらなかった。そして2年余り、自ら実験台となり、標準治療以外の新たな療法を模索した。　《新潮選書》

こうすれば病気は治る
心とからだの免疫学

安《あ》保《ぼ》徹

すべての謎は解けた！　肩こり・腰痛から、高血圧などの生活習慣病、そしてガン・膠原病まで。世界的免疫学者が解明する病気の本当の原因とその対処法。　《新潮選書》

身体の文学史

養老孟司

芥川、漱石、鷗外、小林秀雄、深沢七郎、三島由紀夫――近現代日本文学の名作を、解剖学者ならではの「身体」という視点で読み解いた画期的論考。　《新潮選書》

弱者の戦略　稲垣栄洋

弱肉強食の世界で、弱者はどうやって生き延びてきたのか？　メスに化ける、他者に化ける、動かない、早死にするなど、生き物たちの驚異の戦略の数々。

《新潮選書》

生命の意味論　多田富雄

「私」自身の成り立ちに始まり、言語、社会、文化、官僚機構などに至る「生命の全体」に、「超《スーパー》システム」という斬新な概念でアプローチする画期的論考。あなたの生命観が覆える一冊。

《新潮選書》

ヒトの脳にはクセがある
動物行動学的人間論　小林朋道

ヒトの脳は狩猟採集時代から進化していない。マンガ、宇宙の果て、時間の始まり、火遊び、涙、ビル街の鳥居などを通して、人間特有の「偏り」を知る。

《新潮選書》

発酵は錬金術である　小泉武夫

難問解決のヒントは発酵！　生ゴミや廃棄物から「もろみ酢」「液体かつお節」など数々のヒット商品を生み出した、コイズミ教授の〝発想の錬金術〟の極意。

《新潮選書》

こころの免疫学　藤田紘一郎

うつ病もアレルギー性疾患も——すべてのカギは腸内細菌が握っていた！　脳と免疫系の密接な関係を解明し、「こころの免疫力」をつける革命的パラダイム。

《新潮選書》

いのちの文化人類学　波平恵美子

古今東西のさまざまな文化圏の生命観を紹介しつつ、尊厳死や臓器移植、遺伝子治療など、私たちが直面している《いのち》の問題を、幅広い視野から考える。

《新潮選書》